DSM-IIIはなぜ作られ、DSM-5はなぜ批判されたか

精神医療・診断の手引き

大野 裕

Ψ
金剛出版

序文——十八代目中村勘三郎とDSM

手元に一冊の本がある。『中村勘三郎　最期の一二一日——哲明さんと生きて』と題された波野好江さんの本である。波野好江さんは多くの人に愛された歌舞伎役者十八代目中村勘三郎さんの妻である。この本に書かれた勘三郎さんの体験は、今の精神医療が抱える問題を浮かび上がらせる。

勘三郎さんは、めまいと耳鳴りを訴えて、ある病院を受診した。そこで診察をした主治医は、ほとんど話を聞かないまま、「うつ病です」と診断を下した。そして「もう台詞を覚えることはできないから、引退をするしかない」と伝え、一冊の本を好江さんに渡して、それを読むようにいった。しかし、本人には読ませないようにとも付け加えた。それを本人の前で伝えたというのである。

次の主治医とも信頼関係が結べないまま、勘三郎さんは他の病院に転院をした。よりよい治療を求めてのことだが、そこでは統合失調症か双極性障害（躁うつ病）に処方される抗精神病薬のジプレキサを中心とした薬剤を処方された。主治医は、勘三郎さんが元気に活躍していたころは軽躁状態だったと考え、単極性のうつ病ではなく、双極Ⅱ型障害のうつ状態と診断したのだろう。しかし、病状は改善せず、思い余って次の医療機関を受診したところ、そこではうつ病ではないといわれ、薬物療法が中止されることになった。

最終的に勘三郎さんは、妻の愛情と支援に加えて、家族の支え、歌舞伎への情熱、友人やファンの声援に支えられて不調から脱することができたが、このエピソードは、診断と治療をめぐる精神医療の混乱をそのまま映し出している。

こうした混乱を避けるために、米国精神医学会はＤＳＭ-Ⅲと略称で呼ばれる『精神疾患の診断・統計マニュアル（Diagnostic and Statistical Manual of Mental Disorders 第三版』）を作成した。それは、精神医療の存在をかけた精神科医のチャレンジであり、一定の成果を上げた。その意味でＤＳＭは高く評価されるに値すると私は考える。

ところが、それが次第に精神医療の足を引っ張るようになった。そこで本書では、ＤＳＭ-

Ⅲが必要になった背景と、その後の展開、そしてＤＳＭ-５の作成を巡っての批判を紹介しながら、精神科診断学と治療学に関する私なりの愚考を紹介し、今後の精神医療の一つの方向性について思うところを書くことにした。

目次

精神医療・診断の手引き

——ＤＳＭ-Ⅲはなぜ作られ，ＤＳＭ-５はなぜ批判されたか——

第Ｉ部　ＤＳＭ-Ⅲはなぜ必要とされたか

治療のための診断とは

私が若い頃、ある先輩の精神科医にいわれたことがある。「まず症状をじっくりと観察することが大事だ」。

ある一時点の症状に注目して診断をするとその人の全体像が見えなくなる、病状の変化に目を向けながら経過を観察するべきだというその教えはいまでも大切にしている。勘三郎さんの主治医たちは、目の前の症状にとらわれて診断を急ぎすぎたのかもしれない。

しかしその一方で、この先輩の教えには注意しなくてはならない点が二つ含まれている。

その一つは、ただ漫然と経過に目を向けるだけでは、その医師の個人的な思い込みによる主観的な判断に基づいて診断してしまう危険がある点だ。後述するように、当時は専門家の診断のばらつきがあまりにも大きかったために精神医学の科学性が疑問視された。しかし、それに応える形でＤＳＭ-Ⅲが作られたことによって、精神医学は医学の中に踏みとどまることができた。

もう一つの問題は、観察しても、それが必ずしも適切な治療的アプローチにつながるとは限らない点である。診断はあくまでも治療のための手段でしかない。精神症状のために苦しんでいる人を、できるだけ早くその苦しみから解放することこそが精神医療に携わる精神科医の役割である。症状の推移をじっくり待っているだけでは、苦しんでいる人は救われない。

適切な治療に結びつく診断のあり方を真剣に考えなければ、いま社会問題にまでなっている過剰診断・過剰治療を解決することはできないだろう。

過剰診断・過剰治療はその対象になった人にとって良くないのはもちろんであるが、精神症状に苦しんでいるのに医療機関を受診できない人にも好ましくない影響が生じる。軽症で地域や職域での適切な支援があれば医療機関の治療を受けなくても改善する人に対して医療資源が割かれると、積極的な医学的治療が必要な人に医療資源が届きにくくなる。

こうした問題は、必ずしもわが国だけの問題ではない。DSMを創り出した米国でも同じような問題が起きている。それが顕在化したのは、二〇一三年五月に発表された、DSMの第五版、DSM-5の作成過程のことだ。その時に出てきた問題を、私の恩師でありDSM-Ⅳ作成実行チームの委員長であったフランセス（Frances, A.）は著書『正常を救え――精神医学を混乱させるDSM-5への警告』（講談社）の中で詳しく論じている。

この本を読めばわかるが、米国の過剰診断・過剰治療は米国特有の事情によるところがある。米国では抗うつ薬の九〇%、抗不安薬の八〇%、抗精神病薬の五〇%が一般医によって処方されている。そのために安易な診断と治療が横行して精神症状に苦しむ人を苦しめているとフランセスは指摘している。

向精神薬を精神科医が処方することが多いわが国でもまた、過剰診断・過剰治療の問題が起きている。そのために、二〇一四年度の診療報酬改訂では、抗不安薬か睡眠薬を三種類以上、または、統合失調症の治療に使われる抗精神病薬か、抗うつ薬を四種類以上、一回で処方した場合、診療報酬を請求できなくし、処方箋料も減額されることになった。また、入院患者に、副作用が少ないとされるタイプの抗精神病薬を処方する場合も、二種類までしか加算できないように改められた。

これをそのまま読むと、多剤大量処方にメスを入れた画期的な対応のように思える。しかし、次のような除外規定が組み込まれたことで、診療報酬改定の目的が実現する可能性は低くなった。抗精神病薬と抗うつ薬に関しては、①五年以上の臨床経験、②三年以上の適切な保険医療機関精神科診療経験、③世界保健機関の疾患分類であるＩＣＤの「精神及び行動の障害」のすべての主治医治療経験、④特定の研修受講のすべてを満たせば、例外的に減算の対象からはずされるというのである。

この除外規定は、現状の精神医療を考慮し、教育的配慮から追加されたものであり、それをうけて日本精神神経学会は薬物療法の研修をｅラーニングで実施することにした。薬物療法の知識をアップデートする機会を提供することには意味があるし、その内容も充実していて興味深いものになっている。しかし、それを視聴することによって、果たして不必要な多剤併用がなくなるのだろうか。そもそも、精神科専門医は最新の薬物療法を身につけていなかったということなのだろうか。

少なくとも私が若かった三十数年前から、多剤処方ないしは大量処方は、医学的根拠がなく危険であるという指導を受けてきた。それなのにいまだに多剤大量処方が問題になっている。そうした状況の中、それを改善するための最新の薬物療法の知識と研修はどのようなものになるのだろうか。

　薬物療法の基礎知識を座学で学習するだけでは、対策として不十分である。多剤大量処方の多くは、単に薬物療法の最新の知識が不足しているために起きているとは思えないからである。事実、わが国の大規模な処方実態調査を行った平成二十二年度厚生労働科学特別研究事業『向精神薬の処方実態に関する国内外の比較研究』（主任研究者、中川敦夫）によると、抗うつ薬、睡眠薬、抗不安薬の平均処方力価はおおむね治療ガイドラインが推奨する範囲内にあり、抗うつ薬の単剤処方率は米国や韓国と同程度の七〇～八〇％で、むしろ不十分な処方量の方が問題であったという。この結果を見ると、多くの精神科医が多剤大量処方に対して慎重であることがわかる。しかし、それでも多剤大量処方が行われるとすれば、処方医が薬物療法の基礎知識さえ有していないか、治療に難渋しているか、どちらかの場合である可能性が高い。仮に前者の場合、三時間前後のｅラーニングで適切な薬物療法ができるようになるとは思えず、より集中的に時間をかけた再研修が必要になる。後者の場合には第Ⅲ部で紹介した症例の概念化（定式化）をもとに、薬物療法に加えて、精神療法などの心理社会的アプローチや多職種のチームアプローチを効果的に提供していかなくてはならず、その力を育てるような研修が必要になる。

現在、薬物療法が精神疾患の治療法の最も重要な柱であることは間違いない。現在わが国で治療効果を裏付ける研究成果が報告されている中で、圧倒的に多いのが薬物療法に関するものである。最近は薬物療法に頼らないとされるアプローチが喧伝されているが、その効果を裏付ける研究は極めて乏しく、精神疾患が自殺などの死に至る危険性がある病気であることを考えると、薬物療法をいたずらに批判するのは危険でさえある。

一方、一九五〇年代の抗精神病薬や抗うつ薬の発見は精神医療に革命的変化をもたらしたが、それ以後、ブレイクスルーと呼べる飛躍的な進歩があったとはいえない。しかも、現在、新薬の開発は手詰まりの感さえ受ける。したがって、最新の薬物療法がどのようなものであれ、薬物療法について研修するだけで多剤大量処方が変わるとは思えないのである。

精神疾患の治療で薬物療法は重要ではあるが、万能薬ではない。期待した効果が得られなかったり、副作用が出てきたりすることもある。処方した薬をきちんと飲んでもらえないこともある。だからこそ、そうしたときには、心理社会的アプローチの併用が不可欠なのだが、本格的な精神療法のトレーニングを受けた精神科医は決して多くない。それもあって、精神疾患に苦しむ人との関わりを持った治療的支援を行うことができず（『精神医療ダークサイド』佐藤光展、講談社現代新書）、必然的に向精神薬に頼らざるを得なくなり、多剤大量処方へとつながっていくことになる。

多剤大量処方を防ぐためには、薬物療法の研修ではなく、精神療法などの心理社会的アプローチの研修やチームアプローチの研修の方がはるかに重要であると私は考えている。こうしたアプローチを適切に行って治療関係が良くなれば、いたずらに薬物療法に頼らなくてもすむようになるはずである。

精神疾患に苦しむ人や家族の視点に立って活動しているＮＰＯ法人地域精神保健福祉機構コンボが、医療機関を受診している協力会員に実施した処方調査の結果が『こころの元気＋』二〇一四年三月号に掲載されている。『こころの元気＋』は精神疾患で治療中の人が表紙を飾り、専門家の解説記事だけでなく、精神症状に苦しんでいる人たちが自分の体験や工夫を多く掲載している、役立つ情報が満載の手作り感あふれる雑誌だ。

その調査結果からは、医療機関を受診している人たちが自分に合う薬を見つけるために大切だったこととして、「医師とのコミュニケーションや信頼関係」を挙げた人が最も多く八一％にもなり、「自分の望む生活や何がしたいかを医師に伝える」を挙げた人も六四％となっていて、精神疾患に対する適切な薬物療法のためには医師との関係が大事だと考える人が圧倒的に多いことがわかる。この結果は、限られた協力者に対するネット調査であるという限界はあるにしても、薬物療法が治療関係の影響を受けていることを裏付けていると考えることができる。

薬物療法を行う際に治療関係が重要性だということは、プラセボ効果の研究からもわかる。抗うつ薬治療でプラセボ効果が重要な役割を果たしていることはよく知られているが、二〇〇五年にコクラン・ライブラリー（Issue 2）に掲載されたモンクリーフ（Moncrieff, J.）らの抗うつ薬のアクティブ・プラセボに関する研究結果は衝撃的であった。

アクティブ・プラセボというのは、実薬と同じような副作用が現れるプラセボであり、それを服用した人は副作用の感じから実薬と錯覚しやすい。モンクリーフらの研究によれば、アクティブ・プラセボと実薬とで効果にあまり差がないのである。こうしたプラセボ効果に関する研究は、薬物療法の効果を高めるためにもプラセボ効果を高める接し方が重要であり、その際に精神療法などの心理社会的アプローチの果たす役割が大きいことを示している。つまり、心理社会的アプローチのスキルを身につける研修こそが、薬物療法を効果的に行うためにも、多剤併用を防ぐためにも重要なのである。

そのための精神療法の研修は、必ずしも精神療法の専門家になるためのものでなくてもよい。保険診療上の算定項目となっている通院・在宅精神療法のための基本的なかかわり方の研修が、まず行われるべきだろう。

診療報酬を議論する中央社会保険医療協議会（中医協）では、当初、多剤併用処方の場合には通院・在宅精神療法を減算するという方針が出されていたというが、この提案には今後の精神医療を考えていく上で貴重な示唆が含まれている。それは、精神疾患を治療するときには、薬物療法などの生物学的治療と精神療法などの心理社会的治療を一体として行っていく必要があるという発想である。この考えには、薬物療法に傾きがちであったこれまでのわが国の精神疾患の治療を変えていく可能性が潜んでいる。とくに、治療に難渋している場合には、通院・在宅精神療法を工夫することで、薬物療法に頼りすぎない形で治療を行える可能性が出てくる。

ところで、在宅・通院精神療法と専門的な精神療法とは混同されやすいが、同じ精神療法という表現を使っていても、両者は同じものではない。通院・在宅精神療法に対する診療報酬は、精神科医のかかりつけ医としての包括的な役割に対して算定されるべきものであり、そのことは、厚生労働科学研究費『精神療法の実施方法と有効性に関する研究』（主任研究者大野裕、平成一九〜二一年度）の中ですでに明らかにしている。

この研究の中で行った調査の一つは、通院・在宅精神療法が保険診療上の算定項目となっているエビデンスを明らかにすべきだという要請に応じたもので、多くの精神科の診療所の協力を得て行った精神科医師及び外来通院者へのアンケート調査などから、通院・在宅精神療法が外来精神医療で果たしている役割や機能を明らかにした。

その結果、医師の側からは、提供している機能の比重を百分率換算すると、Ⅰコンサルテーション二九％、Ⅱサイコセラピーないしはカウンセリング二七％、Ⅲガイダンス一三％、Ⅳケースワーク一四％、Ⅴ精神科特有の困難な局面の処理一七％であるという結果が得られた。一方、外来通院者は、主に傾聴、指導助言、適切な説明、緊急対応などかかりつけ医師としての機能を期待していることがわかった。

この結果をもとに研究班は、通院・在宅精神療法が、地域における精神科かかりつけ医に相当する機能を担う点数項目として医療保険に算定されるべきであることを提言したが、このかかりつけ医的機能には、当然、薬物療法の判断や説明も含まれている。多剤大量処方の問題を解決していくためには、通院・在宅精神療法のような心理社会的アプローチを適切に提供できる力や、医師以外の職種を治療チームの中に適切に組み込むことのできる力を育てることが、何にも増して効果的なのである。

さらにいえば、十分な心理・社会的アプローチができるような診療報酬体制の構築も重要である。現在の精神医療体制では、外来で多くのことを医師が行わなくてはならず、受診した人の話を時間をかけて聴くことが難しい。精神科医のうつ病治療選択に関する日米比較を行った中川敦夫氏らの研究でも、一人当たりの診察時間は八分で、米国の四分の一以下であることが示されている（第一一〇回日本精神神経学会学術総会、二〇一四）。このように限られた診療時間では、医師は薬物療法だけに頼らざるをえなくなり、多剤大量処方のリスクも高くなる。こうした状況を改善するためには、医療チームが受診者ときちんと向き合える治療環境作りが不可欠である。

また、悩みを抱えたときに気軽に相談できる『街角保健室』のような相談機関の設置や、精神症状に苦しむ人やその家族を医療機関とともに支援する地域の仕組みの充実も、多剤大量処方を防ぐ有効な手立てである。私は、今回の多剤処方に対する医療報酬の減算を、単に薬物療法の問題に矮小化するのではなく、こうした真の精神医療改革に向かう契機ととらえるべきであると考えている。

それと同時に、精神医療の専門家は、精神症状に苦しむ人の苦痛の軽減に役立つ治療につながる有効な診断と見立てを行う力をつけなくてはならない。

私たち精神科医は、診断に関しても治療に関しても、確実な手立てをまだ持ちえていない。これまで多く研究が行われ、診断や治療法が改善されてきたが、まだ多くの改善の余地が残されている。そうした限られた状況の中で、精神症状に苦しむ人や何らかの理由で医療機関にかかることができない人たちの役に立つために、精神医療に携わる人間に何ができるのか、次にＤＳＭの歴史を振り返りながら精神医療の課題と可能性について考えていくことにしたい。

ＤＳＭ-Ⅲを生んだ精神医療の医学化

ＤＳＭは、米国精神医学会が作成した診断カテゴリーをまとめたものであり、一九八〇年に発表されたＤＳＭ-Ⅲは、米国のみならず、世界の、そしてわが国の精神医学に大きなインパクトを与えた。

ＤＳＭ-Ⅳの序章を参考にしながら、ＤＳＭの発展の経緯を振り返ってみよう。ＤＳＭは、精神疾患に関する統計情報の整理はもちろんのこと臨床、研究、教育に役立てる目的で米国精神医学会が作成したものである。米国で最初に精神疾患の情報収集が公的に行われたのは、一八四〇年の国勢調査だとされている。このときには、「白痴および狂気」というただ一つのカテゴリーしかなかったが、一八八〇年の国勢調査までには、「躁病、メランコリー、妄想症、麻痺症、認知症、飲酒狂、てんかん」の七つのカテゴリーが区別されるようになっていた。

一九一七年には、当時、米国医学心理学会と呼ばれていた米国精神医学会が、精神科病院の入院精神症状に苦しむ人の統計を取ることを目的とした分類システムを作成し、精神医学用語集を発表した。これはおもに重い精神症状に苦しむ人を対象としたものであったが、その後米国陸軍が第二次世界大戦の兵士や退役軍人、外来精神症状に苦しむ人も対象とした用語集を作成し、精神生理的疾患や急性疾患、パーソナリティ分類を含むものとなった。

同時期にその影響も受けながら、世界保健機関ＷＨＯは最初の公的な精神疾患の診断分類であるＩＣＤ-６（国際疾病分類第六版：International Classification of Diseases）を発表した。

一九四八年に発表されたＩＣＤ-６には、一〇の精神病、九つの精神神経症、七つの性格、行動、知能の疾患のカテゴリーが含まれており、前述したように米国陸軍が作成して在郷軍人協会が改変した米国用語集の影響を受けたものになっている。

ＩＣＤ-６は精神医療が整備されていない地域を含む世界各地で使用できることを目的としていることもあって、精密さよりも使いやすさを優先していた。そのために、米国精神医学会は一九五二年、ＩＣＤ-６を参考にしながら、米国で実施する研究や臨床で使用できる新たな診断分類を作成し、ＤＳＭ第一版（ＤＳＭ-Ⅰ）として発表した。ＤＳＭ-Ⅰでは「反応」つまり「reaction type」という用語が多用されているが、これは当時の米国の精神医学がマイヤー（Meyer, A.）の影響を強く受けていて、精神疾患が心理・社会・生物学的要因に対するパーソナリティの反応であると考えられていたためである。

その後、一九六八年、ＩＣＤ-８に合わせ改訂して作成されたのがＤＳＭ-Ⅱである。ＤＳＭ-Ⅱでは特定の理論的枠組みに偏らないような配慮がなされ「reaction」という用語が使われなくなったが、診断の枠組み自体はそれほど大きく変更されなかった。

そこにまったく新しい形の分類体系を導入したのが、一九八〇年に発表されたＤＳＭ-Ⅲである。ＤＳＭ‐Ⅲでは、精神疾患の診断分類と診断基準が示され、同時に特徴的な症状、特有の文化・年齢・性別に関する特徴、有病率、経過、家族発現様式、鑑別診断、等が詳しく解説されている。ＤＳＭ‐Ⅲは、精神医学的障害の定義や症状を辞書風に羅列していたそれまでの診断分類体系とはまったく違って、明確な診断基準、多軸システム、病因論に関して中立を貫こうとする記述的な方法などの方法論的改革を導入したため、国際的に注目され広く受け入れられることになった。また、ＤＳＭの分類は多くの教科書に取り上げられ、精神医学領域はもちろん、多方面で非常に大きい影響を及ぼすことになった。

ＤＳＭ‐Ⅲは一九八七年に改正された。この改訂版であるＤＳＭ‐Ⅲ‐Ｒは当初、簡単な字句の改正程度にとどめる予定だったが、スピッツァー（Spitzer, R.）の意向が強く反映して、大幅に変更されることになった。

診断の不一致

ＤＳＭ‐Ⅲが発表された一九八〇年、精神科医になりたてだった私は、精神疾患も内科疾患の膠原病のように診断基準で診断できるようになったのだ、と感慨深かったことを思い出す。

ベテランの精神科医からは、それまでの精神医学とはまったく違う操作的診断分類の出現に対する不満をずいぶん聞いたが、医師になったばかりの私は、精神医学が他の医学領域に近づいたように思えて、少し嬉しかった。

この私の印象は、DSM-Ⅲの成り立ちを考えると必ずしも的外れではなかった。DSM-Ⅲが作成された背景には、精神医療を医学の中に残そう、ないしは残したい、という米国の精神科医たちの強い思いが存在していた。いわゆる精神医療の医学化の流れである。

その頃、米国では精神医学が果たして医学といえるのか、という疑問ないしは批判が高まっていた。そうした疑問が出てきた背景には、精神疾患の診断の一致率が極めて低かったことが挙げられる。一九四九年に発表されたアッシュ（Ash, P.）らの研究では、二人の精神科医の診断が一致する確立の低さが指摘された。「ほぼ偶然の一致率の低さだ」というのである。

一九七二年にクーパー（Cooper, J.E.）らが行ったUS／UK研究は精神医学界に衝撃を与えた。すでによく知られた研究であるが、精神病症状を持つ人の症状記載を米国と英国の精神科医が読んで診断し、その一致率を見たものである。その結果分かったことは、両国で診断の幅が違い、米国の精神科医の方が統合失調症を広く診断していることが明らかになった。つまり、統合失調症の概念が国によって大きく違うことがわかったのである。こうした事実は精神医学の信頼性を著しく低め、他の医学領域からの批判を招いた。

こうした食い違いは異なる国の間で見られただけではない。同じ国の中でも精神科医によって、その診断の幅が違っていた。私が若い頃思い出すのは、統合失調症の症状を持った精神症状に苦しむ人を見て、ある先輩の精神科医は、それが「統合失調症だ」といい、また別の先輩は「まだそこまで症状が揃ってない」という。

統合失調症だという先輩医師は、プレコックス感という統合失調症を感じさせる印象を、その精神症状に苦しむ人が示しているという。しかし、これは経験豊富な精神科医の主観的な判断に基づくものであり、私のような駆け出しの精神科医にはとうてい使えない診断方法であった。

こうした診断の食い違いやばらつきは、臨床家同士で起こるだけでなく、精神症状に苦しむ人に伝える病名でも起きていた。日本精神神経学会が精神分裂病の呼称変更を検討していたときに行った調査からは、精神分裂病から不眠症まで、実に多様な病名が精神病症状に苦しむ人に伝えられていたことがわかった。さらにわが国では、〝保険病名〟という、臨床活動とは乖離した病名がつけられ、それが国の統計にそのまま利用されるということもある。

精神疾患診断のこうした信頼性の低さは精神医学研究にも影を落としていた。一九六五年から一九七二年まで、米国の国立精神神経センターＮＩＭＨの予算が年間五％ずつ削減されていく中、精神疾患の重要性を認識したカーター大統領は一九七八年、精神医学研究を進める政策を採った。そのときに、診断の一致率が低いために適切な臨床研究が実施できないという問題が生じたのである。

薬物療法の効果研究に関しても同様の問題が起きていた。薬剤の開発には、丁寧な診断と丁寧なプロトコール、それに基づく慎重な解析があって効果があると判断されたものが使われる。しかし、臨床試験を担当する医師によって診断が違えば、その結果は著しく信頼できないものになる。つまり、精神科医によって診断が異なると、有病率や治療効果に関する臨床研究を行うことが極めて困難になる。そうしたこともあって、曖昧な診断をもとに薬物療法を行うことに対して疑問が呈されるようになった。

そのころ米国で社会的に注目される〝事件〟が起きた。ある心理学の教授に指導された学生が精神病症状に苦しむ人を装って、ある病院を受診した。外来で幻覚妄想を訴えたところ、その症状の重さに精神科医は入院を勧めた。入院してほどなく、学生は主治医に、幻覚や妄想が消失したと伝えた。しかし入院は続き、なかなか退院させてもらえなかった。精神病症状に苦しむ人を装った症状を見抜くことができなかったということで、精神医学は笑い者にされた。同じようなことは、わが国でも起きていた。こうしたことが起きるのは、精神症状に苦しむ人がきちんと症状や悩みを訴えるという性善説に立つ精神医療の診療では避けられないことであるが、しかしそれでは医学としての信頼性が揺らいでくる。

こうした状況の中、私的な医療保険が中心の米国では、保険会社からの圧力が強まり、診断の信頼性の低い状態を医療保険でカバーすべきかどうか、と議論されるようにまでなった。診断や治療方針が主観的で曖昧である精神医療の治療に対して、多方面から疑問の目が向けられるようになっていたのである。

このように厳しい医学的、社会的、経済的な状況の中で、米国精神医学会は信頼性の高い診断分類を作らざるを得なくなった。そこで作られたのがＤＳＭ-Ⅲに代表される操作的診断分類である。それは、精神疾患の原因が明らかでない状況では、顕在化した症状に基づいて分類するのが最も望ましい、という思想に基づいて作られた。

医療保険と精神科医療

精神科診断に疑問が投げかけられる中で、米国精神医学会は、精神医学を医学として生き残らせるために信頼性のある診断分類を作る必要が生じた。信頼性のある診断分類は、精神症状に苦しむ人のためだけでなく、医師のためにも必要であった。前述したように、他の身体疾患に比べて診断基準も治療効果の判定も極めて曖昧な精神疾患に保険を出すことに対して、保険会社が厳しい目を向けるようになっていたためである。保険会社から診療費が支払われなくなると、精神症状に苦しむ人だけでなく医師も困る。

米国での保険会社の立場は非常に強く、治療方針や治療者を保険会社が決めていく。たとえば医師の精神療法は、他の職種の精神療法に比べて診療費が高いという理由で保険が認められないことがある。約三〇年前、私が米国に留学していた時も、ある精神症状に苦しむ人が入院してきてしばらく経ったところで保険会社の検査が入り、その時診療録に症状が改善していると書いていれば、「症状が改善しているのになぜ入院治療を続けているのか」と問いただされることがあった。症状が変わっていなければ、「入院したのになぜ症状が変わっていないのか、治療が不適切・不十分ではないのか」と責められる。このように保険会社によって非常に厳しく治療の内容をコントロールされるのである。

このような医療保険システムの中では、医師が主体的に信頼性のある診断基準を作成する必要がある。なお、この頃から治療ガイドラインというものが、欧米を中心に作られるようになってきたが、少なくとも米国においては、保険会社から医師が身を守る手段として、ガイドラインを作成する必要があった。それは保険会社自身が治療ガイドラインを作り、それに基づいて保険の支払いを決める、という米国の仕組みと関係している。保険会社による医療の提供システムに対して、医師は自分たちの力で作ったガイドラインを使って戦う必要がある。そのために、ガイドラインとそれを裏付ける科学的根拠の重要性が強調されるようになったのである。

科学的根拠を重視した治療方針を論じるのは重要であるが、複雑な社会の中で生活している精神症状に苦しむ人に対して、必ずしも科学的根拠通りの治療ができるわけではない。治療方針はその精神症状に苦しむ人を取りまく環境、その精神症状に苦しむ人の生まれ育ち、さまざまな側面を考えて立てる必要があるが、ガイドラインができてくると、そうした個別性が切り落とされてしまう危険性が生じる。ＤＳＭのような診断基準を基にした操作的診断分類、そして科学的根拠に基づく精神科治療は適切な治療を行うために不可欠であるが、同時に、マニュアルに縛られすぎてしまうと、毎日を生きている精神症状に苦しむ人たちの支援になるどころか、有害になるリスクもまた含んでいることを認識しておかなくてはならない。

精神医学の医学化とＤＳＭ-Ⅲ

信頼性のある診断基準を作成する必要があるという要請を受けて、米国精神医学会はスピッツァーを中心に、Feighner's Criteria（St Louis Criteria）（一九七二年）や Research Diagnostic Criteria（RDC）（一九七八年）などの成果をもとに、新たな診断分類作りに着手した。その成果が一九八〇年に発表されたＤＳＭ第三版、ＤＳＭ-Ⅲである。ＤＳＭ-Ⅲの最大の特徴は、診断分類の策定にあたって、原因を想定しなかったところにある。そのような方針をとったのは、精神疾患自体の原因が明らかになっていないからである。

ちょうどその頃、生物学的精神医学が花開き始めていた。しかし、まだ生物学的な背景を持って、精神疾患を分類できるほどの知識は得られていなかった。また七〇年代まで米国精神医学会の中で、隆盛を誇っていた精神分析の葛藤理論も、果たしてそれが妥当であるかどうか、疑問が呈されるようになっていた。その結果、立場による病状の理解がより鮮明になり、それがまた精神医学に対する批判につながっていった。

そこでスピッツァーらは、原因を想定しない疾病分類を導入することにした。症状はすべて記述的に行われ、原因は不問に付せられた。例外的に原因を想定したカテゴリーは、適応障害・外傷後ストレス障害／心的外傷後ストレス障害・一般身体疾患による精神疾患・物質発生の精神疾患の四つであった。

適応障害というのは、ストレスが誘因で生じてきた精神ないしは行動の障害であるが、うつ病や不安障害などの他の精神疾患の診断基準を満たすだけの症状が揃っていない場合に診断される。心的外傷後ストレス障害は、生きるか死ぬかの破局的な体験をした後に、それが心の傷として残り、フラッシュバックや回避行動、過覚醒がみられる状態をいう。一般身体疾患や物質によって生じた精神疾患も、文字通り原因が明らかな場合につけられる疾患名である。しかしこの四カテゴリー以外は、前述したように、原因を想定しない分類になっている。

スピッツァーを中心とするDSM-Ⅲ作成実行チームは、observation variance（どのような症状に注目し観察しているか）、interpretation variance（観察した症状をどのように解釈するか）、criterion variance（その症状をどのように使って診断するか）などの変数に注目しながら、信頼性を高める努力をした。その結果、ＤＳＭ-Ⅲを使えば、精神科医の診断が一定の信頼性を得ることができるようになり、精神医学は医学領域として残ることになった。もっとも、二〇一三年に発表されたＤＳＭ-５は、作成過程の最終段階で明らかになった評価者間一致度の低さをそのままにして発表されたために、再び、精神医学は科学かという議論が起きることになる（一〇六ページ参照）。

ここで注目しておかなくてはいけないのは、さまざまな問題をはらみながらも、信頼性に関する議論がこれだけ真剣に行われ、その課題を乗り切るために力を尽くしている米国精神医学会の姿勢である。ＤＳＭ-Ⅲの作成過程からは、診断を科学的に検証しようという姿勢が強く感じられる。

一方、わが国では、症状記述を重視するものの、科学的姿勢が十分でないために、恣意的に診断学が使われる嫌いがある。二〇〇八年度に実施された厚生労働科学研究こころの健康科学『国内外の精神科医療における疾病分類に関する研究』（主任研究者：飯森眞喜雄）の分担研究『プライマリケアにおける診断分類の問題点』（分担研究者：中根秀之、大野裕）によるアンケート調査が、その実態を明らかにしている。

この調査は、プライマリケアにあたる医師にとって有用な精神障害の診断システムのために何が必要かを探る目的で行われ、東京、宮崎、長崎の内科医会会員を対象に、一般診療で遭遇する可能性の高い精神疾患や状態に対する診断と医療への態度を尋ねた。

その結果、調査対象になった内科医が通常の診療で精神疾患を診断する際に参考にしている指標は、伝統的・経験的診断が五九％で圧倒的に多く、参考にしている指標はないと回答した医師が一九％だった。一方、ＩＣＤは九％、ＤＳＭも一〇％程度で、いわゆる操作的診断基準はほとんど使用されていないことが明らかとなった。

これは内科医を対象にした調査であり、伝統的・経験的診断が何を意味するかは明らかでないが、精神科の医師でも同様の傾向が認められるのではないかと、私は考えている。こうした曖昧な診断が行われる背景には、新薬の臨床試験での対象疾患と能書の「効能又は効果」に記載されている状態とのギャップも影響している。つまり、臨床試験ではＤＳＭに準拠したうつ病の診断に基づいて効果研究が行われるが、実際に医療現場で使われるときには「うつ病・うつ状態」と適応症状が拡大し、必ずしも厳密な診断を行う必要がなくなるのである。

もう一点、忘れてはならないことは、ＤＳＭ-Ⅲ以降、米国では、信頼性を重視すると同時に、妥当性の検証も同時に行われていた点である。ＤＳＭ-ⅢやＤＳＭ-Ⅳの作成過程では、精神疾患の原因がわかっていないからといって、その診断分類が恣意的に行われたわけではない。face validity（あるカテゴリーの定義に無理がなく、専門家から見ても妥当であるかどうか）、descriptive validity（カテゴリーの臨床的特徴が他のカテゴリーのものと、どの程度異なっているか）、predictive validity（診断カテゴリーの自然経過や治療反応性がどの程度予測できるか）、constructive validity（カテゴリーの病院や病理がどの程度理解可能か）などを丁寧に評価して作成されている。

本書ではこの後、ＤＳＭの問題点を取り上げていくが、私は決してＤＳＭを否定しているわけではない。ＤＳＭは精神疾患診断のガイドとしては極めて優れていて、精神医療にとって不可欠なものになっている。個人的な見解になるが、米国ほど綿密に検証された研究をわが国で目にしたことはない。わが国では、疾病概念のかなりの部分が個々の専門家の判断にまかされていて、前述したような信頼性や妥当性の視点から丁寧に積み重ねられた研究成果をふまえて、具体的な概念が提示されるということが少ないように思える。疫学的なデータの裏付けがないまま、「新型うつ病」の議論がいまだに行われているのがその典型であり、そうした問題を克服するという点では操作的診断を用いる意義は十分にある。しかし、ひとたびそれが絶対的なバイブルとして使われることになると弊害の方が大きくなる。

すでに指摘したように、DSM-Ⅲ、DSM-Ⅲ-R、DSM-Ⅳにはそれまでにない特徴がある。それは、まず第一に表面に顕在化した症状に焦点を当てている点である。

精神医学的障害の分類は、表面に現れた症状に基づいて分類しようという記述的な立場と、症状の基底にある病因に基づいて分類しようとする病因論的な立場がある。精神疾患は心理・社会・生物学的要因に対するパーソナリティの反応であるとするDSM-Iの立場は病因に基づくものであるが、その後の生物学的精神医学の発展によって、心理社会的側面を強調しすぎていると考えられるようになった。一方、生物学的な立場からは、進行麻痺の原因が梅毒スピロヘータによることが明らかになった時に、生物学的病因の解明とそれに基づく分類への期待が高まったが、いまだに生物学的に解明できるまでには至っていない。

こうしたことから、DSM-Ⅲでは暫定的に症状に焦点を当てた記述的な診断分類が採用されることになった。つまり精神疾患の原因はまだ解明されておらず、したがって当面は表面に現れた症状を詳細に記載し分類することで臨床家や研究者同士のコミュニケーションの手段を提供し、臨床や研究の発展を促すというのがＤＳＭ-Ⅲの基本的な考え方である。

病因を想定しないという立場は、当時は米国精神医学会の中枢にいた新クレペリン学派（ネオクレペリニアン）と呼ばれるクラーマン（Klarmann, G.L.）らを中心としたグループの力が強かったことが影響している。そのために、ＤＳＭ-Ⅲでは、精神病概念が狭くなり、いわゆる気分障害の概念が広くなった。例えば、ＤＳＭ-Ⅲで初めて公的な診断分類に加えられた境界パーソナリティ障害の診断基準は気分の障害に重点が置かれ、その特徴とされていた一過性の精神病的体験が診断基準に加えられていなかった。わが国で、ＤＳＭ-Ⅲのためにうつ病概念が広がったと批判されるが、その一因として、こうしたＤＳＭ-Ⅲの思想が影響しているように思う。

理論的に中立の立場をとって症状記述に徹することに対しては、病因を無視することになるという批判が出された。とくに、精神内界の葛藤に病因を想定する「神経症（neurosis）」という用語が使われなくなったことに対しては、精神力動的な立場の精神科医が強く反対した。しかし、立場が異なるさまざまな研究者や臨床家が共通の土俵で議論することを可能にするというプラスの面が大きかったことから、病因を想定しない分類システムが米国だけでなく世界的に広く受け入れられることになった。

また、病因論を排した結果、単一疾患を意味する「病気（illness・disease）」という用語の代わりに「障害（disorder）」という用語が導入されることになった。これは、精神疾患の原因がわかっていない状況での暫定的な症状群カテゴリーであることを示すとともに、精神医学的障害の治療にあたっては、医師だけでなくコメディカルの専門家との協力が必要であるという意味を込めて採用されたものである。

DSM-Ⅲが病因論を排し症状群的な考えを導入したことによって重複診断が可能になり、同時にもしくは時間をおいて現れた複数の疾患カテゴリーを同じ人に診断名としてつけることができるようになった。例えば、ある人がうつ病／大うつ病性障害とパニック症／パニック障害を体験した場合に、どちらかに重きを置くことなく、同時に診断することができるのである。これをcomorbidity（併存）と呼び、ラテン語のmorbusに由来している。併存概念は、AとBが独立して存在している、同一疾患がAとBという異なった形で現れている、Aの結果としてBが現れている、逆にBの結果としてAが生じている、などいくつかの可能性を想定している。

併存が精神医学領域で注目されるようになったのは最近のことであるが、いくつかの症状群が同時に存在することは、すでにヒポクラテスの時代から指摘されていたという。ウィッチェン(Wittchen, H.U.)(Wittchen, H.U.：Br J Psychiatry Suppl. 1996：9-16)はその論文の中で、「タソスのある女性は、了解できる悲哀の後に引きこもるようになり、不眠や食欲不振に苦しむようになった……彼女は恐怖感を訴えて多弁になる一方で、落胆した気持ちも口にした、持続的で強い疼痛も訴えていた」というヒポクラテスの記載を紹介している。

現代医学の中で併存症状に最初に注目したのはファインスタイン（Feinstein, A.R.）であり、こうした複数の疾患の相互作用的関係についてほとんど関心が払われなかったために、統計疫学的問題が生じただけでなく、診断や治療にも好ましくない影響を及ぼすことになったと論じている（Feinstein, A.R.: J Chron Dis 23. 1970：455-468)。その後精神医学領域でも併存が注目されるようになったが、その概念は研究者によって異なっており、一定したものとはなっていない。

ＤＳＭ-Ⅲでは、それまでの診断分類に比べて多くの診断カテゴリーが取り入れられ、それによって併存診断が増えることになった。診断分類を作成する際には、細かくカテゴリーを分けようとする〝splitter〟（分割論者）と呼ばれる立場のグループと、あまり細かく分けないで大きくまとめて取り扱おうとする〝lumper〟（包括論者）と呼ばれるグループとの間での葛藤が生じることが多い。ＤＳＭ-Ⅲの作成過程では〝splitter〟の力が強く、多くの細かい診断分類が追加されることになった。しかも、実際に診断を下す際には、見落としのないようにできるだけ多くの疾患カテゴリーを診断するように勧められている。

また、ＤＳＭ-Ⅲでは、理論や病因によらない分類が採用されたためにヒエラルキーの概念が薄まったこともあって併存診断は増加した。診断カテゴリー間にヒエラルキーを設定するということは、それらのカテゴリーに軽重をつけることであり、病因を想定しないというＤＳＭの思想に反することになる。

ＤＳＭ-Ⅲ-Ｒの特徴の第二は、操作的な診断基準を採用したことである。つまり、観察可能な記述的症状を軸に具体的な基準が採用され、その基準のうちのいくつか、あるいはすべてを満たした時に診断名がつけられることになった。その結果、専門家による診断のばらつきが少なくなって、診断の信頼性が高まり、臨床でも研究でも比較的均一な集団を選び出すことができるようになったので、臨床場面でも症状を把握しやすくなった。

第三の特徴は、多軸診断の導入である。これは、五つの異なった視点から総合的に診断を行おうというもので、DSM-Ⅲで初めて導入され、DSM-Ⅳでも、多少改訂されたものの基本的な枠組みは変わっていない。多軸診断は、診断をする際に症状だけでなく多面的かつ系統的に精神症状に苦しむ人を理解しようという試みであり、臨床的には極めて有用な視点である。

多軸診断の第一軸では、臨床疾患および臨床関与の対象となることのある他の状態を診断する。ここでは、精神病性障害や気分障害、不安障害など、第二軸で記録されるパーソナリティ障害と精神遅滞以外の精神疾患すべてを記録する。

第二軸では、パーソナリティ障害と精神遅滞を診断する。この二つを診断する軸を第一軸と別に設定したのは、それによって、第一軸の華々しい症状に臨床家の目が奪われて、精神症状に苦しむ人の全体像を見ることができなくなるのを防ぐためである。

第三軸で、その人の精神疾患を理解してマネジメントするために役立つ可能性がある一般身体疾患を診断する。そして、第四軸の「心理社会的および環境的問題」の項で第一軸、第二軸の障害の診断、治療、予後に影響することのある、人生の不幸な出来事や環境的な困難、対人関係上のストレスなど、社会心理的ストレッサーの強さの程度を診断する。

第五軸では、精神症状に苦しむ人の適応状態を「機能の全体的評定尺度（ＧＡＦ）」を用いて〇〜一〇〇の点数で記録する。これは、医療関係者が治療の計画を立て、治療の効果を評価し、また転帰を予測するのに役立つように作成された。これはまた、単一の測定値を用いて精神症状に苦しむ人の臨床的改善を全般的な視点から追跡するのにも有用である。ＧＡＦ尺度は、身体的（または環境的）制約による機能の障害は含めず、心理的、社会的および職業的機能のみを評価する。

しかし、多軸診断はわが国でも米国でもあまり使われることはなく、第一軸の精神疾患カテゴリーにのみ注意が向けられた。その結果、ＤＳＭ-５では多軸診断が削除され、心理社会的および環境的問題についてはＷＨＯが作成したＩＣＤ-９-ＣＭのＶコードやＩＣＤ-10-ＣＭに含まれる新たなＺコードを活用すべきであるとした。また、ＤＳＭ-ⅣのＶ軸、機能の全体的評価（ＧＡＦ）尺度は概念が不明確であり、心理機能測定として疑問がある、という理由などから削除され、世界保健機関能力障害評価（ＷＨＯＤＡＳ）がＤＳＭ-５の今後の研究のための第Ⅲ部に収載された。このこと自体は好ましいことであり、好意的に見ればＩＣＤとＤＳＭのハーモナイゼイションの一環と考えられなくもない。しかし、その一方で、あまり使われないものはＷＨＯ基準に任せて、米国精神医学会としては診断分類の主役である疾患分類に力を注ごうという意図が透けて見える気がする。

消えていった神経症

ＤＳＭ-Ⅲの作成過程で大きな議論になったのは、神経症（neurosis）という言葉の扱いである。米国で神経症という場合は、症状に重きをおくわが国と違い、フロイトに始まる精神分析学派が提唱している葛藤モデルに基づいた概念を指している。神経症症状は自我・欲動・超自我・現実の間に生じる葛藤が解決できないために生じているという理解である。

しかしこうした原因は、あくまでも推測であり確定したものではない。そこで、病因論を取り入れない、という大原則に則って、神経症という用語は廃止されることになった。葛藤理論を連想させる神経症という用語の廃止もまた、新クレペリン学派の影響を受けた結果である。

この決定に対して、一九七〇年代まで米国の精神医学の中枢を占めていた精神分析学派は強く反発をして、ＤＳＭ-Ⅲの作成から離脱し、フロッシュ（Frosh, J.）は精神分析ないしは精神力動的精神医学に基づく教科書を作成した。しかし、その後、精神分析学派が米国における精神医学の主流に返り咲くことはなかった。

ただ、力動的な考え方が消えたわけではなく、力動的精神医学の流れは米国精神医学の中に確実に生き続けている。精神力動的（psychodynamic）と力動的（dynamic）という用語はときに誤解されて同じ意味で使われることがあるが、厳密にいえばこの二つの言葉の意味するところは異なっている。精神力動的という用語は精神分析的とほぼ同じであり、無意識に潜むリビドー（性的欲動）やアグレッション（攻撃欲動）の解釈を含めて心の動きを理解する意味を持っている。一方、力動的という用語は、そうした無意識の欲動を想定せず、心の動きに目を向けながら生物・心理・社会的な視点から人の心を理解していくという意味である。ちなみに、アンチ精神分析だった新クレペリン学派の中心人物クラーマンは、フロイト（Freud, S.）に始まる力動的考え方の業績を高く評価していて、診察室の中にフロイトの写真を飾っていた。

さて、精神力動的もしくは精神分析的な考え方が米国の精神医学の中で力を失っていった原因はいくつかある。最も大きな要因として、医療経済的制約が強まる中、高価で時間がかかるにもかかわらず効果の検証が行われていなかったことが挙げられる。

もう一つの大きな要因として考えられるのが、八〇年代に入って急速に強まった生物学的精神医学の流れである。その頃から精神疾患は、脳の疾患であるということが強調されるようになり、精神的な苦痛を心理的要因から理解しようとする精神分析的ないしは精神力動的立場は急速に弱まっていった。

精神疾患というのは、他の身体疾患と同様に身体の病気である。脳という身体の病気である。決して心の問題でもなければ、その他の個人的な問題でもない。身体の病気として治療できるものである。こうした考え方は、精神症状に苦しむ人たちに希望を与えるものでもあった。脳という体の病気であれば、精神疾患以外の疾患と同じ治療的アプローチが可能になるし、言われのない偏見からも解放されると考えられるからである。

私が米国に留学した一九八五年は、そうした流れが非常に強くなっていて、一部の医学部で研修医のトレーニングコースから精神療法のコースが削除された、というのが話題になっていた。学会では、高名な専門家が、ＤＮＡチップを見せながら、間もなく薬物療法に応用されるようになると主張していた。脳の仕組みが解明されれば、ゲノムが解明されれば精神疾患は神経の疾患として治療ができる。精神療法のようなものは必要ない……そうしたある種の生物学的楽観論が主流だった頃の話である。

そうした流れがＤＳＭの中でよく表れているのが、ＤＳＭ-Ⅳの中で「一般身体疾患（general medical condition）」という言葉が使われているところである。ＤＳＭ-Ⅳの序章でも書かれているように、この背景には精神疾患もまた脳の疾患であるという前提がある。精神疾患もまた医学的な疾患、つまり身体疾患なのである。そうした立場を強調するために、精神疾患以外の医学的疾患を一般身体疾患と表現した。これもまた米国精神医学会が目指す精神医療の医学化の流れを映し出したものである。ただ残念なことに、その後の精神医学は、精神疾患の背景にある脳の障害を解明するまでには至っていない。

信頼性の向上をもたらしたＤＳＭ-Ⅲ

ＤＳＭ-Ⅲで診断基準が導入されたことによって、医師や研究者の間でバラツキのあった診断の信頼性が向上することになった。私たち精神科医はようやく学問的・臨床的議論をする共通言語を身に付けたのである。しかし、その精神疾患を持つ人は一人の人であり、症状だけでその人を理解できるわけではないという厳然たる事実も存在している。

そのためにＤＳＭ-Ⅲは多軸評価を導入した。精神症状と共に、その人の有するパーソナリティ・知的能力・身体疾患の有無・ストレスの程度・適応状態、そうしたものを総合的に判断するためである。しかしこれは定着しなかった。

精神科医が反省をしなければならないところだと私は考えるが、どうしても精神科医ないしは精神医療従事者は、症状に目を向けたくなる。それがいきすぎると、その人を取りまく環境や社会的状況・人間関係など多面的な側面からその人を理解する、ということができなくなってしまう。

症状だけがその人ではない。その人の持っている力、その人を取りまく環境、その人の存在を総合的に判断する必要がある。しかし、診断の信頼性を高めるということと、人としての精神症状に苦しむ人を理解するということの距離を、私たちはまだ埋めきれていない。

そのことに関連して思い出されるのが、ＤＳＭ-Ⅲを作る時に議論になったdisorderを巡る議論である。精神疾患をdisorderと表現するか、illnessないしはdiseaseと表現するか、ということである。illnessないしはdiseaseという表現は、精神疾患を病気として捉えようという立場である。disorderという表現は、まとまりを欠いている、ないしは安定性を欠いているという意味であり、必ずしも医学的な疾患を意味するものではない。

最終的にはdisorderという表現が使われることになったが、そこには医学的な判断に加えて、政治的な判断も働いていた。

ちょうどDSM-Ⅲを精神科医たちが作成していた同時期に、フロリダのミロン（Millon, T.）を中心に心理学の専門家たちも同様の分類を作ろうとしていた。それを知った精神科医たちは、disorderという用語を使うことにした。disorderという用語は、医師だけではなくその他の職種の人たちと一緒に治療しケアをしていく状態であるということを意味するからであり、それによって、心理職や他の職種を精神医学の中に取り込むことを図ったのである。

幸か不幸か、心理学の分類作成作業は頓挫した。さまざまな立場の専門家が自分たちの立場を主張したために意見の統一に時間がかかったためだ、という話を耳にしたことがあるが、真偽のほどはわからない。いずれにしても、精神科医たちは細部にこだわらずDSM-Ⅲをまとめていき、それがDSM-Ⅲの成功に繋がったといわれている。

DSM-Ⅳの登場

一九八七年に、DSM-Ⅲの改訂版であるDSM-Ⅲ-Rが出版された。この改訂版は最初は小幅な修正に留まる予定であったが、スピッツァーがかなり強引に修正を主張した結果、大きな修正となり、それが批判を浴びることになった。科学的根拠が十分に検証されないまま、改訂された項目もあったからである。

その後、世界保健機関のＩＣＤ-10と同時並行的に作成されたＤＳＭ-Ⅳが一九九四年に発表され、一九九五年には日本語訳が発表された。ＤＳＭ-Ⅳの作成を主導したのが、当時私が留学していたコーネル大学の教授で外来部長でもあったフランセスである。彼が、ＤＳＭ-Ⅳの作成実行委員長に就任すると、米国中の精神科医たちが次々と電話やファックスで自分を売り込んできた。このように自己アピールをしないと認められないのが米国なのだ、と感じたのを思い出す。

その様子を見ていると、ＤＳＭ作成に関与するということが、米国の精神科医たちにとって、大きなステータスになるということが実感できた。研究者にとっては、自分が専門としている領域ないしは疾患が脚光を浴びるようにしたいという強い思いもあったのだろう。

しかし、精神疾患の診断は専門家のためのものではなく、精神症状に苦しむ人を手助けするためにあるというごく当たり前の認識を重視したＤＳＭ-Ⅳ作成実行チームは、これまでの診断分類や基準をできるだけ尊重する保守的な立場をとった。つまり、診断分類ないしは基準の変更は十分な根拠があるもののみに限り、議論がいくらかでも残っているものは変更しないで、その後の研究成果を待つという極めて保守的な姿勢を守ったのである。

そのことを共有した上で、DSM-Ⅳの作成は次の三つのステップで進められた。

第一のステップは文献のレビューである。膨大な研究論文を読み返し、どのような項目を変更すべきかについての議論が行われた。そこでは、新しい変更を加えることによる利点はもちろんのこと、変更に伴うリスクについても検討し、リスクが高いと考えられる場合には変更が見送られた。

第二のステップは、既存のデータの再解析である。作成実行委員会はマッカーサー財団から資金援助を受けて、利用可能な既存のデータを全世界から集めて再解析した。こうして積み重ねられた科学的根拠をもとに、変更が必要かどうかが判断された。

第三のステップがフィールドトライアルである。第二のステップでも議論が残った一二のカテゴリーに関しては、国立精神保健研究所や国立薬物乱用研究所などの協力を得て臨床場面での検証が加えられ、変更に伴う利点ないしは危険性について検討し、変更の必要性が判断された。こうした綿密な改訂作業の詳細は、ソースブックとして三冊組みの大部にまとめられ発刊されている。

その後ＤＳＭ-Ⅳ-ＴＲが作成されたが、これはあくまでも解説部分を修正するだけに留められ診断の基準の変更は行われなかった。それは、診断基準を変えてしまうと、それまで行われてきた研究の積み重ねが台無しになってしまう可能性があるからである。したがって十分な科学的根拠がないまま改訂をすることは避けなくてはならない。しかしその一方で、さまざまな疫学的な研究が積み重ねられつつあった。

そこでＤＳＭ-Ⅳの発刊後、ファースト（First, M.）を中心に解説部分を新しいデータに置き換えていくという作業が行われ、それがＤＳＭ-Ⅳ-ＴＲとして刊行された。この過程を通して、委員長であったフランセスは、ＤＳＭ-Ⅳをバイブルでなくガイドブックとして作成するということを強調していた。ＤＳＭは単なる病気のカタログではなく、治療の役に立つ診断概念の集大成を目指したものなのである。

ただ、ＤＳＭ-Ⅲの出現があまりにも劇的であったために、ＤＳＭは精神医学だけでなく、他の領域にまで非常に大きなインパクトを与えることになった。それには功罪がある。ＤＳＭ

-Ⅲの出現によって精神医学が医学として認められ、医学の中に留まれることになったのは何にも代えがたい功績であり光の部分である。しかし、その一方で、ＤＳＭ-Ⅲの診断基準だけが注目されて過剰診断に結びつき、医療場面だけでなく、司法や教育場面で乱用されるという好ましくない現象も起きてきた。最初は精神医療を救うために作られたはずのＤＳＭが、いつのまにか精神医療の問題をあらわにするような形で使われ始めたのである。

第Ⅱ部　DSMと過剰診断・過剰治療

過剰診断・過剰治療

DSM-Ⅳに基因する過剰診断はわが国でも、また米国でも問題になっている。その理由の一つとして、診断基準の中にimpairmentやdisabilityが含まれているにもかかわらず、精神科医の常として症状の部分のみに目が向きがちになることが挙げられる。

操作的診断が導入されたことによって、Ⅰ軸診断をつけるだけでそれ以上の見立てをしなくてもいいという風潮が現れた面があることは否めない。また、新しい薬剤が発売されると、それに関連した疾患や症状に注目が集まり、操作的診断が販売促進のために利用される可能性がある。その典型例が、日本でも米国でも過剰診断が問題になっているうつ病／大うつ病性障害である。

しかしうつ病の過剰診断は、操作的診断分類の問題のためというよりは、操作的診断分類を適切に使えなかった専門家側の問題の方が大きいと私は考えている。そこには、診断カテゴリーに含まれている機能の障害の項目を見落としているという問題と、多軸診断を使えていないという問題がある。

まず機能の障害に関してであるが、DSM-Ⅳでは、症状の記述以外に、「症状は臨床的に著しい苦痛または社会的、職業的、または他の重要な領域における機能の障害を引き起こしている」という機能障害を評価する項目が含まれている。しかし、多くの場合、この機能障害の項目は無視され、症状の数合わせに陥った。そのために、症状数を満たしているというだけで、治療が必要で軽症の状態まで精神疾患として治療されることになった。

一例としてうつ病の操作的診断の手順を考えてみると、まず症状の有無（九つの症状のうち、中核症状を含む五つ以上）を判断し、その症状が「ほとんど一日中、ほとんど毎日、二週間以上」続いているかどうか、さらにはその症状のために「臨床的に著しい苦痛または社会的、職業的、または他の重要な領域における機能の障害を引き起こしている」かどうかを判断しなくてはならない。この第二段階は臨床的な判断を必要とする重要で難しいステップであるが、それだけに忙しい臨床場面では第一段階、つまり症状の有無の判断に傾きがちになる。そうすると、必然的に過剰診断になってしまう可能性が高くなるのである。

ただ、その場合でも、精神症状に苦しむ人を一人の人間として全体像をとらえて支援をするという姿勢があれば、不必要で過剰な治療を行わないですむ可能性もある。そのために、DSMでは多軸診断を導入して、精神症状に苦しむ人を多面的に評価することで一人の人として理解することを勧めた。さらにDSM-Ⅳでは、今後検討すべき課題として、防衛機能尺度、対人関係機能の全体的評価、問題解決・組織・情緒的雰囲気、社会職業的機能評価尺度などの評価軸が提案された。

しかし、残念なことに、日本でも米国でも、多軸診断が治療の質を向上させる目的で積極的に活用されることはなかった。これは、操作的診断カテゴリーの問題というよりも、臨床家の好みや慣れの問題で、症状に目を向けて治療方針を立てるという従来の考え方が強いためだろうと私は考えている。今回、DSM-5では、臨床的な有用性を考えて特定用語（specifier）を多用したが、これもどのくらい使われるか、疑問である。抑うつ障害群を例にとると、「不安による苦痛を伴う」をはじめとして、「混合性の特徴を伴う」「メランコリアの特徴を伴う」など、九つの特定用語が用意されている。

「不安による苦痛を伴う」という特定用語は、抑うつ症状に強い不安が伴う場合は自殺の危険性が高くなるという臨床的配慮から加えられたもので、それ自体は意味がある。しかし、ここまで疾患数が増えた上に、細かく特定用語で規定するのは、忙しい診療場面では極めて困難である。

また、特定用語だけで病状の全体像を表すのは難しく、中途半端になりかねない。むしろ、精神症状に苦しんでいる人の個別性を尊重しながら、後述する症例の概念化ないしは定式化を丁寧に行うことの方が臨床的には、はるかに有用であると私は考えている。

Disorderの訳語をめぐる議論

これまでＤＳＭの日本語版作成にあたっては、翻訳を担当するチームが訳語を決めていたが、ＤＳＭ-5の翻訳にあたっては、日本精神神経学会の精神科病名検討連絡会が答申した訳語が採用されることになった。これはＤＳＭが日本の精神科医に広く受け入れられるようになったことを示す出来事でもあった。

病名検討連絡会は、日本精神神経学会の委員と、精神科関連諸学会から推薦された委員とで構成されていて、各疾患カテゴリーの訳語は、関連する学会からの提案をもとに委員間で議論しながら決められていった。暫定案ができたところで、日本精神神経学会の会員にパブリックコメントを求め、最終案が作成された。

中でも議論になったのが、disorder の訳語である。精神科病名検討連絡会では、disorder を「障害」ではなく「症」と訳すという提案が議論された。「障害」という用語に伴う偏見を和らげようという意図からで、「障がい」や「障碍」などの用語も検討された。最終的には不安障害など一部の疾患で「症」が採用されることになったが、反対意見も根強かったために「症」と「障害」が併記されることになった。

こうした議論の内容の概要は『精神神経学雑誌』(第一一六巻、第六号、二〇一四)に紹介されている。私も、偏見をなくすという意見には賛成であり、とくに小児の場合にはそうした配慮が不可欠であると考えている。

しかし、その一方で私は、用語の変更には慎重であるべきだとも考えている。「症」と訳すことでＤＳＭのカテゴリー分類に含まれる機能障害の概念が曖昧になり、過剰診断が助長される懸念が生じてくる。ＤＳＭは、前述したように各診断カテゴリーの診断基準に「臨床的に著しい苦痛、あるいは、社会的、学業的、職業的、もしくは他の重要な領域における機能の障害を引き起こしている」という障害を規定する基準が含まれている。

それは、ある症状群が存在したときに、医学的なかかわりが必要な状態にあるかどうかを判断するためには、症状数だけでなく、障害の程度を判断する必要があるからである。その意味で、ＤＳＭの疾患カテゴリーは、疾患分類であると同時に障害分類でもある。そのことを考えると、「症」と訳すことによってＤＳＭのカテゴリー分類に含まれる機能障害の概念が曖昧になってしまって、過剰診断が助長される可能性が出てくる。

また、同じ疾患で病名が変わると、臨床や研究の現場で無用な混乱が起きてくる可能性もある。とくに、すでに病名を伝えられて治療を受けている人たちにとって病名の変更は余分な負荷をかけることになる可能性が高い。過去に、「躁うつ病」から「双極性障害」に英語表記が変わったときに、「躁うつ病」として治療を受けていた人が、自分の病気はなくなったのかといって動揺していたことを思い出す。

反対に、「精神分裂病」という用語から来る破壊的なイメージを和らげるために「統合失調症」と病名を変更した例もあり、これは国際的にも高く評価されている。このときには何年もかけて、専門家だけでなく非専門家にも広く意見を求め、シンポジウムを何度も開いて決めていった。その過程ではじつにさまざまな意見が出されたが、そのときのことを考えても、用語の変更には慎重であるべきであり、今回の訳語を決定事項とするのではなく、議論のきっかけとして、今後さらに検討を続けていく姿勢を保つ必要があると、私は考えている。

うつ病の多様化が意味すること

過剰診断に関連して、近年、うつ病が多様化したといわれることがある。しかし、これは誤解を招くいい方であると私は考えている。うつ病という病気の表現形が多様化したのか、うつ病という症状群を引き起こす要因が多様化したのかが明らかでないからである。さらには、これまではうつ病と診断されなかった多様な症状群まで、うつ病と診断されている可能性もある。

うつ病が多様化したという場合に、私たちは、うつ病という本体があって、その症状がさまざまな形で現れているというイメージを持っていることが少なくない。うつ病という実体があるという前提にたっているためだが、実際にはうつ病の実体はまだ解明されていない。そのために、ＤＳＭでは、ある特定の症状の一群をうつ病と呼ぼうという約束ごとをしている。それが診断カテゴリーである。

うつ病は、原因を不問に付した抑うつ症状中核群につけられた名称なのである。身体疾患にたとえれば、発熱と同じで、その背景にはさまざまな原因が存在している。それまで知られていなかった原因で発熱した人が医療機関を受診したとき、特有の発熱パターンを示していたとしても、従来の疾患が多様化したとはいえない。単に異なった原因をもつ疾患が加わっただけにすぎないからである。

日本にはじめてＳＳＲＩが導入されたときの治験で、華々しく新聞広告が打たれて協力者が募られた。その時に、これまで通り医療機関を受診してリクルートされた精神症状に苦しむ人群と、新聞を目にして治験に参加した精神症状に苦しむ人群とで薬物への反応性が異なっていたという話を耳にしたことがある。その後のさまざまな啓発活動の広がりと受診者数の増加を見ると、新聞広告を見て治験に参加した人たち、つまりこれまで受診していなかったような人たちが医療機関で受診をするようになり、医師の目には病像が多様化してきたように見えている可能性も否定できない。そのように精神症状に苦しむ人たちが助けを求めるようになったのは良いことであるが、それが過剰診断、過剰治療につながっているとすると問題である。

このように考えると、うつ病の多様化と呼ばれる現象は、これまで医療機関を受診していなかった精神症状に苦しむ人が受診するようになった結果とも考えられる。しかし、残念なことに、私たちは、現時点でこの疑問に答えるだけのデータを持っていない。診断に役立つほどに生物学的な要因を解明できていないし、一般住民を対象にした疫学調査も十分には行われていないからである。受診をした精神症状に苦しむ人だけを見て多様化したと判断するのは危険である。

したがって、現時点では、ごく控えめに症状を中心にうつ病を診断し、その人にあった治療を提供するのが最良の対応なのである。そうした対応を可能にするためにも、第Ⅲ部で取りあげる症例の概念化・定式化は極めて重要である。

新型うつ病にみる問題

「新型うつ病」の騒動もまた、精神疾患への関心の高まりから生まれてきた問題であると、私は考えている。それが悩みを抱えた人の支援につながればよいが、現実にはそうした人を批判するようなニュアンスが強いことに、私は危惧を感じている。

仕事には行かないが家では自由に遊んでいるという例がよく紹介されるが、仕事を休んでいるときには元気だというのでは、ＤＳＭでうつ病と診断することはできない。その人は、ある時期にうつ病と診断できる症状がそろっていて、それが改善してきたために、職場を離れてストレスが少ないところでは元気に動けるようになったのかもしれない。それでも出社できないとすれば寛解していないのかもしれないし、職場でのつらい体験がトラウマになっていて職場に復帰しようとすると恐怖心がわいてくるのかもしれない。その会社が第一志望ではなかったのかもしれないし、もともと怠け癖のある人だった可能性も否定できない。

それぞれの人にそれぞれの理由があるはずであり、概念化・定式化を通してその人固有の問題をきちんと理解して解決していく必要がある。そうしたときに、「新型うつ病だから……」といって思考停止状態になるとすれば問題である。

それ以上に問題なのは、いかにもその人がわがままだというようなとらえ方をされてしまう危険性があるという点である。従来型のうつ病の人は、一般的に中高年層に多く、几帳面で真面目なのに対して、「新型うつ病」の人は、他人への依存性が強くてパーソナリティが未熟、自分中心的で他人の責任にする傾向があるといわれたりする。「新型うつ病」が現代若者論として使われることもある。現代の若い人は、挫折や人間関係の葛藤もなく、現実に対する抵抗力も弱くなっている、それが「新型うつ病」を発症させているという考え方である。

いずれも、疫学調査などの学問的な検証の裏付けがない言説である。わが国唯一の大規模疫学調査である厚生労働科学研究「こころの健康についての疫学調査に関する研究」班（主任研究者、川上憲人）の平成一八年度の報告書によれば、うつ病／大うつ病性障害にかかる可能性のある人が若い人の方に多いという結果が出ていることを忘れてはならない。この傾向は、平成二五年度に行われた第二波の調査（ＷＭＨＪ２）でも同じように認められている。

医療機関を受診するのはそれだけつらいからであり、「新型うつ病」というレッテルによってそのつらさが批判されるようだと、うつ状態に苦しんでいる人はますますつらくなる。精神症状のために苦しんでいる人が、「わがまま病」のように扱われることは、絶対に避けなければならない。

双極Ⅱ型障害

ＤＳＭ-Ⅳでは、双極Ⅱ型障害の過剰診断が問題になった。ＤＳＭ-Ⅳの診断分類に双極Ⅱ型障害が追加されたのは、気分症状に苦しんでいる人を抗うつ薬による医原性の弊害から守るためであった。文献レビューからは、抗うつ薬を服用中に躁状態に変わったり、躁うつのサイクルが早まったり、混合した状態になったりする精神症状に苦しむ人たちが少なからず存在することが明らかになった。

そこで、服薬のリスクが議論された。双極Ⅱ型の診断カテゴリーが存在しないと、躁状態が見落とされて抗うつ薬が使われ、躁状態が誘発されてしまうというリスクが生じる。その一方で、双極性障害と診断をしたために不必要な抗精神病薬が投与されて、副作用に苦しむことになるリスクも存在する。

議論の末に、ＤＳＭ-Ⅳでは最終的に双極Ⅱ型障害が追加されることになったが、その結果、米国での双極性障害の発症率は二倍になった。その中に見逃されていた双極性障害が含まれていると考えれば、それ自体悪いことではない。躁状態の再燃を防ぐために精神安定薬が処方されるのもよいことである。その一方で、双極Ⅱ型障害の過剰診断のために、肥満や糖尿病や心臓病といった抗精神病薬の副作用に苦しむ人が増えたという批判もある。わが国もまた同じ問題に直面している。

双極性障害および関連障害群

ＤＳＭ-Ⅳ作成実行チームの委員長であったフランセスは、ＤＳＭ-Ⅳはバイブルではなくガイドブックだと強調している——ＤＳＭは、「本物」の病気のカタログではなく現状で有用な診断の概念を集めたものだと彼が書いているように、その時点での最新の知見に基づく診断概念の集大成だったはずである。しかし皮肉なことに、ＤＳＭは強大な社会的力を持つことになってしまった。とくに米国では、医療場面はもちろんのこと、教育や司法の領域でもバイブルとして使われることになったのである。

その結果、ＤＳＭ-Ⅳ作成実行チームが慎重に検討したにもかかわらず、さまざまな精神疾患の過剰診断が問題となった。

注意欠如・多動症／注意欠如・多動性障害（ＡＤＨＤ）は、女子に特徴的であると考えられて、不注意に関する診断基準が新たに導入された。女子は多動性よりも注意力の問題をより強く示すために過少診断されているという研究報告を受けて、集中力に問題があるだけでＡＤＨＤと診断できるようになったのである。ＤＳＭ-Ⅳ作成実行チームが行ったフィールド・トライアルでは、診断基準の変更による発生率の増加を一五％と推定していたが、実際には三倍に増加してしまった。

その最大の原因としては、ＤＳＭ-Ⅳが発表された三年後に新薬の特許が切れる製薬会社が強力に広告したことが挙げられる。米国では、製薬会社が直接消費者に向けた広告を出すことができるようになっているが、その結果として一般向けの宣伝が積極的に行われ、それまでは正常と考えられていた多くの子どもがＡＤＨＤと診断されることになったと指摘されている。

カナダで行われた研究からは、ＡＤＨＤの最も正確な予測因子の一つが生まれ月であることがわかった。つまり早生まれの子どもの方がＡＤＨＤと診断される可能性が高かったのである。考えてみれば、小さい子どもで一年間の生まれ月の違いがあれば、早生まれの子どもの方が落ち着きがなく見え、それが病的であると診断される可能性が出てくるのは当然である。こうしたＡＤＨＤの診断の現状を見ると、ＤＳＭ-Ⅲの導入で信頼性が高まったとはいっても、なお主観的な要素が入り込む余地が大きいことがわかる。そのために過剰診断や過剰な薬物治療の危険性が生じる。

自閉症もまた、ＤＳＭ-Ⅳの発表以来劇的に増えた疾患である。それまでの発生率は非常に低く、おそらく五〇〇〇人に一人、多くても二〇〇〇人に一人であった。それが、ＤＳＭ-Ⅳでアスペルガー障害を加えたことによって、米国で八八人に一人、韓国では三八人に一人が自閉症と診断されるようになったのである。ＤＳＭ-Ⅳ作成実行チームはアスペルガー障害を加えることによって自閉症の診断率が増えることは予測していたが、ここまで増えるとは考えていなかった。

このように増加した大きな理由として、米国では、自閉症と診断されると学校で丁寧に扱われることが挙げられる。米国の普通学級はおおよそ三五人で構成されているが、自閉症と診断されると四人学級に入ることができ、手厚く注意を払ってもらうことができる。そのために、知的能力が高く、少し風変わりだったり引っ込み思案だったりする子どもが、教育的なメリットがあるという理由で、自閉症という診断を受けるケースが増えることになった。本来は教育的な配慮をもとに判断されるべきところが、医学的な診断が優先されるためにこのようなことが起きたのである。ＤＳＭが力を持ちすぎた結果，このように学校や司法場面で乱用ともいえる形でＤＳＭが使用されることになってしまった。

大リーグでは，ドーピング検査が厳しくなった後に，成人のＡＤＨＤが増えたといわれている。ＡＤＨＤの診断がつけば，精神刺激薬を使って集中力を高めることができるからである。

小児期の双極性障害は，社会的なスキャンダルにもなった。小児の双極性障害は，ＤＳＭ-Ⅳ発表後一〇年間で四〇倍に急増したが，それはオピニオンリーダーの小児精神科医の一部がこの概念を積極的に推進したためである。彼らは，小児期の双極性障害は極めて一般的であるにもかかわらず，発達的要因によって子どもごとに現れる症状が異なり，苛立ち，怒り，焦燥，攻撃性，被転導性，多動，行為の問題などの多彩な症状を示すために極端に低く診断されてきていたと主張した。また，小児期の双極性障害によって小児期の多様な情動調節不全を説明できる，といった見解を立て続けに発表していった。

しかし，それを裏付ける科学的根拠はほとんど存在しないばかりか，そうした精神科医が大学に申請しないで製薬メーカーから多額の寄付を受け取っていたこともあって，社会的な問題になった。そこで，ＤＳＭ-5では，小児期の双極性障害の代わりに重篤気分調節症という新カテゴリーを導入したが、これもまた科学的根拠がほとんどないものである。このように科学的根拠がほとんどないまま診断カテゴリーが一人歩きする状況は必ずしも米国に限ったことではない。前述したように、日本では、「新型うつ病」といった呼称が、何の科学的根拠もないままにブームになった。

双極Ⅱ型障害が過剰診断されるようになったのも、日米で共通している。社交不安症／社交不安障害（社交恐怖）もまた内気な性格との区別が曖昧なまま一般化して使われるようになり、過剰診断・過剰治療の対象になった。心的外傷後ストレス障害は保証金との関係からアフガニスタン帰還兵に多く診断されることになった。

過剰診断は、単に精神疾患と診断される人が増えたというだけで収まる問題ではない。例えば、小児期の双極性障害と診断された子どもの苛立ちが、ＡＤＨＤなどの他の精神疾患や身体疾患によるものだったとすれば、適切な治療を受ける機会を奪うことになる。思春期であれば、それは正常な若者の苛立ちかもしれないし、違法物質の使用が原因かもしれない。いずれにしても、こうした不適切な治療は、精神症状に苦しむ人から適切な支援を受ける機会を奪い、治療を受ける人には薬物療法の副作用による身体疾患を引き起こし、精神疾患に対する偏見の対象にしてしまうというリスクを負わせてしまう。

性機能障害と予防拘禁

ＤＳＭが存在感を増し、精神医学だけではなく司法の場面でも使われるようになってきた結果、精神疾患が犯罪者を拘束しておくためにも使われるようになっている。これは、米国特有の公民権運動の結果、性犯罪者の刑期が最長七年になったことと関係している。

米国では、ある時期までは、同じ犯罪を犯しても、黒人と白人とで刑期が違い、黒人のほうが拘束期間が長かった。その不平等を是正するために、同じ犯罪であれば同じ期間拘束することになったため、レイプ犯はいくら凶悪でも刑期は最長七年となってしまった。

しかし、凶悪犯の場合、七年で出所すると社会的に危険である。そこで抜け道が作られて、精神疾患の場合にはより長期にわたり精神科病院に入院させることができるという規定が設けられた。医学的な判断で、いくらでも長く入院させることができるようになったのである。その結果、危険な犯罪者を拘束しておく目的で精神疾患が使われるようになった。いわゆる予防拘禁である。

刑期はあくまで犯罪の内容をもとに司法関係者が決めるべきものであり、それを精神疾患の有無に委ねるというのは明らかに誤りである。精神障害という病名をつけてしまうと、冷酷非道な反社会的な問題や違法薬物、衝動コントロールの悪さや、反社会的集団など、多くの社会的問題が病名に覆い隠されて、適切な対応ができなくなる危険がある。

精神疾患が問題を隠蔽するための方策として使われるのは洋の東西を問わず見られる現象である。わが国でも、過去にライシャワー事件などを契機に、精神疾患精神症状に苦しむ人が社会防衛的に拘束されることがあったが、今の時代にそうしたことが起こるのは明らかに問題である。

米国では精神疾患が問題行動の隠れ蓑として使われることもある。有名な人が大きな社会的問題を起こすと、それをアルコール依存のせいにして神の許しを乞うという形で処理が図られるという話はよく耳にする。アルコール依存のために問題を引き起こしてしまったので以後はアルコールを口にしないと宣言し、神の許しを求め、神に許されたということで、幕引きを図るというのである。いわれてみれば、クリントン大統領もブッシュ大統領もスキャンダルに対してそれに類した対応をしていた。

クリントン大統領の性的スキャンダルは精神疾患によるものなのか。突然こうした問いを発するのは、DSM-5の作成過程で hypersexuality を精神疾患として位置づけるという動きがあったからである。その提案に対しては、クリントン大統領やタイガーウッズまで、精神疾患として治療対象にするのかという批判的な意見が出され、最終的にそのカテゴリーが診断名として採用されることはなかった。

DSM-Ⅳ作成当時はほとんど注目されなかった性機能障害は、バイアグラの出現によって、EDという概念とともに突然有名になった。内科の疾患で筋肉の弛緩異常を長く患っている人たちに使われていた薬剤が、男性の性機能障害の治療に使われるようになり、大統領候補になったボブ・ドールなどの有名人が宣伝に手を貸したことで一気に知られるようになった。しかも、その大ヒットに気を良くした製薬会社は、男性だけではなく女性の性機能障害までも対象とするようになり、女性性機能障害（FSD）という概念まで創り出したのである。

多重人格障害も、社会的には繰り返し流行する診断名である。二〇世紀の変わり目のころに流行した多重人格は、七〇年代に米国では『失われた私』という本がヒットした時に再び症例数が増加し、次には一九九〇年代初頭にもまた注目を集めた。わが国ではダニエル・キースの

『二四人のビリー・ミリガン』がヒットした時に注目された。『二四人のビリー・ミリガン』をテーマにしたBS番組に呼ばれた私が、臨床場面で多重人格に出会うことはほとんどないと繰り返し口にしていたところ、ビデオが流れているときにディレクターが近づいてきて、そのようなことはいわないでほしいと注意を受けたのを思い出す。

このように、テレビで取り上げられ、臨床家がその目で受診者を見ると多重人格のように見えてくるし、そのような接し方をすると被暗示性に富んだ受診者はますます解離状態を引き起こしてしまう。これは、心因性健忘や慢性疼痛の場合も同じであり、マスコミや臨床家の不注意な関心が一時的な流行を引き起こし、症状を増悪させてその人をますます苦しませてしまう危険性があるので注意しなくてはならない。

社交不安症/社交不安障害（社交恐怖）（以下、SADとする）に関しても、一時期かなり積極的に啓発活動が行われた。米国の疫学調査によれば有病率が七%から一三%あり、米国だけで一五〇〇万人の精神症状に苦しむ人がいるといわれる。その一方で、この数値は高すぎるという批判もある。とくに性格的に内気といわれる性格の人とSADの鑑別は困難である。

半ば冗談交じりに自分のことをSADと呼ぶ人がいるが、真のSADは、苦しみのために自ら死ぬことを考えたり、苦しみを理解してもらえない人に対して強い攻撃衝動を感じたりすることさえある厳しい状態である。しかし、そうしたつらい状態と、日常的に感じる人前での緊張感とを客観的に区別することは困難である。しかも、人前での緊張感に対する向精神薬のプラセボ効果は高く、薬物療法の効果が出ているのかそれともプラセボ効果なのか、判断が難しい。そのために、向精神薬が過剰に使用される危険性が高くなるので注意を要する。

第Ⅲ部　ＤＳＭ-５の失敗が教えること

ＤＳＭ-５の概要とＤＳＭ-Ⅳからの変更点

二〇一三年に発表されたＤＳＭ-５は三つのセクションに分けられている。それは、ＤＳＭ-５の基本情報を解説したSection Ⅰ、前版までの第一軸（疾患カテゴリー）と第二軸（パーソナリティ障害）に相当するSection Ⅱ、前版の「今後の研究のための基準案と軸（Appendix B）」に相当するSection Ⅲである。章の構成は、発達の順番に記載されていて、特定用語（Specifier）が多用されているのが特徴的である。

以下にSection Ⅱの変更点の概要を紹介する。

・神経発達症群／神経発達障害群

本群には、知的能力障害群、コミュニケーション症群／コミュニケーション障害群、自閉スペクトラム症／自閉症スペクトラム障害、注意欠如・多動症／注意欠如・多動性障害（ＡＤＨＤ）、限局性学習症／限局性学習障害、運動症群／運動障害群、他の神経発達症群／他の神経発達障害群が含まれている。

ここでとくに目を引くのが、ＤＳＭ-Ⅳの自閉性障害（自閉症）、アスペルガー障害、小児期崩壊性障害、レット障害、特定不能の広汎性発達障害が自閉スペクトラム症（Autism spectrum disorder：ASD）としてまとめられたことである。それは、この四つの下位分類を分けることの妥当性がないと判断されたためである。ただ、ＡＳＤの診断基準は、ＤＳＭ-Ⅳの自閉性障害の診断基準よりも狭くなったために、これまで自閉性障害と診断され治療されていた人の一部に診断がつかなくなる可能性があると指摘されている。

ＤＳＭ-Ⅳの自閉性障害と診断するには、①対人的相互反応における質的な障害、②意志伝達の質的な障害、③常同的かつ反復的な限定された行動、興味および活動の三項目すべてを満たしている必要があるとされており、②を満たさない場合にアスペルガー障害、①か③を満たさない場合に特定不能の広汎性発達障害と診断されることになっていた。しかし、ＡＳＤでは、この三項目が、「対人コミュニケーションと対人的相互反応の欠陥」と「鼓動、関心、活動における限定的で反復的な様式」の二項目に統合され、両項目を同時に満たす必要があるとされたために、広汎性発達障害の一部がＡＳＤと診断されなくなる可能性があるのである。

ＡＳＤを自閉スペクトラム症と訳すことに対しては、自閉という用語が統合失調症の症状を表す用語に由来し、自閉症の病像に対する誤解を生む可能性があることや、すでに自閉症という用語が定着していることから、自閉症スペクトラムを使ってはどうかという意見が出されたが、日本精神神経学会の精神科病名検討連絡会ではこの用語が採用され、自閉症スペクトラム障害が併記されることになった。

このほかに、注意欠如・多動症／注意欠如・多動性障害（ＡＤＨＤ）の診断基準に変更が加えられ、発症年齢が七歳から一二歳に引き上げられた。下位分類は特定用語で規定され、自閉スペクトラム症／自閉症スペクトラム障害との併存が認められることになった。発症年齢が引き上げられたが、すでに小さい頃から特徴的な症状が認められる症例が多いことから、過剰診断につながるのではないかと危惧する意見が出されている。また、これまで入っていた広汎性発達障害の除外項目が削除され、併存診断が可能になったことによっても過剰診断につながる可能性が高まった。

DSM-Ⅳの精神遅滞は、知的能力障害群と呼ばれることになった。知的能力障害群は、認知的能力(IQ)と適応能力を評価して診断されるが、重症度は主として適応能力に応じて決定することになっている。

・統合失調症スペクトラム障害および他の精神病性障害群

本群には、統合失調型パーソナリティ障害、妄想性障害、短期精神病性障害、統合失調症様障害、統合失調症、統合失調感情障害、物質・医薬品誘発性精神病性障害、他の医学的疾患による精神病性障害、他の精神疾患に関連する緊張病、他の医学的疾患による緊張病性障害、特定不能の緊張病、他の特定される統合失調症スペクトラム障害および他の精神病性障害、特定不能の統合失調症スペクトラム障害および他の精神病性障害が含まれている。

統合失調症の基準Aに二つの変更が加えられた。まず、奇異な妄想やシュナイダーの一級症状(二つ以上の声による会話など)は科学的根拠が不十分であるとの理由で、診断価値が下げられた。また、基準Aにおける妄想、幻覚、またはまとまりのない会話の項目のうち、少なくとも一つが存在している必要があると定められた。

統合失調症の下位分類が削除されたが、それは診断の安定性が不十分で、信頼性が低く、妥当性が乏しく、治療反応性や経過にはっきりとした違いがないためである。

統合失調感情障害は、統合失調症、双極性障害、うつ病を橋渡しするものとして位置づけられ、縦断的に診断することになった。妄想性障害の妄想に関して、これまでは奇異であることを条件としていたが、DSM-5ではその条件が取り払われ、特定用語として規定される。その結果、診断範囲が広がる可能性が出てきた。

緊張病症状は、精神病性障害以外にも、抑うつ障害群、双極性障害群、および統合失調症を含む精神病性障害などで広く認められることから、独立したカテゴリーとなり、統合失調症に伴って認められる場合には特定用語として記述することになった。

早期診断早期治療を目的とする減弱精神病症候群は、後述（一一九ページ）するように反対が強く、Section IIへの収録が見送られ、Section IIIに含められることになった。

・双極性障害および関連障害群

本群には、双極Ⅰ型障害、双極Ⅱ型障害、気分循環性障害、物質・医薬品誘発性双極性障害および関連障害、他の医学的疾患による双極性障害および関連障害、他の特定される双極性障害および関連障害、特定不能の双極性障害および関連障害が含まれる。

気分障害は双極性障害と抑うつ性障害に分けられてそれぞれ独立したものになったが、これは併存性、家族内集積性、治療反応性、脳画像研究など一一の因子についてメタ構造解析を行った結果に基づいた変更で、生物学的病因を加味したものである。

双極性障害は、発症してから診断までの期間が非常に長いことが知られており、できるだけ早く気づいて治療に結びつけられるように、躁状態・軽躁状態の診断基準に、気分の変化だけでなく、活動または活力の変化が加えられることになった。

双極Ⅱ型障害は、少なくとも一度の定型抑うつエピソードと、少なくとも一度の軽躁病エピソードを体験した場合に診断される。本障害は、ややもすれば双極Ⅰ型障害に比べて軽いと考えられがちであるが決してそうではない。本障害を持つ精神症状に苦しむ人は、長期間にわたって抑うつ状態が続き、気分の不安定さのために就労など社会機能に深刻な障害が生じることが多い。

双極Ⅱ型障害は過剰診断されやすいので注意が必要である。その理由の一つは、軽躁状態では著しい苦痛もしくは機能の障害を伴わないと規定されていることにある。そのために、いつも元気に活躍していた人がうつ状態になったときに、以前の状態を軽躁状態と判断して安易に抗精神病薬が投与されることがある。こうした過剰診断・過剰治療を避けるために、DSM-5は、双極Ⅱ型障害の診断基準の中に「C. 本エピソード中は、症状レベルではない時にも、その人固有のものではない明らかな機能的な変化を伴う」「D. 気分の障害や機能の変化は、他者から観察可能である」の二つの項目を設定して過剰診断に陥らないように歯止めをかけている。

・抑うつ障害群

本群は、重篤気分調節症、うつ病（DSM-5）/大うつ病性障害、持続性抑うつ障害（気分変調症）、月経前不快気分障害、物質・医薬品誘発性抑うつ障害、他の医学的疾患による抑うつ障害、他の特定される抑うつ障害、そして特定不能の抑うつ障害を含む概念であり、持続期間や発症時期、推定される病因などによって区別されている。

抑うつ障害群の特定用語には、自殺の危険性や治療抵抗性を示唆する「不安による苦痛を伴う」が追加され、臨床的有用性が評価されている。また、「産後の発症」というこれまでの特定用語が「周産期発症」に修正された。これは、出産時の抑うつ障害群の発症が産後に限らず、出産前にも同様に見られるためである。

うつ病（DSM-5）／大うつ病性障害の診断基準に大きな変化はないが、死別反応の除外基準が削除された。この決定に対して、後述（一二三ページ）するように死別体験後の正常な悲嘆反応まで精神疾患として過剰治療されるのではないかという懸念が広がったことから、治療必要性の判断を推奨する注意書きが追記された。

抑うつ障害群の中で慢性的な形態をとる病態は、抑うつ障害、持続性抑うつ障害（気分変調症）と呼ばれることになった。これは、DSM-Ⅳにおける慢性の大うつ病性障害と気分変調性障害をあわせたものであり、両者の区別が難しいことから一つにまとめられた。気分の障害が成人で二年以上、小児で一年以上続くときに診断される。

抑うつ障害群には、新たに重篤気分調節症、月経前気分不快障害、持続性抑うつ障害（気分変調症）の三つのカテゴリーが追加になった。月経前気分不快障害は抑うつ症状が排卵後に始まり月経開始後数日で回復し、著しい機能の障害を引き起こしている状態である。これは、DSM-Ⅳの付録B「今後の研究の基準案と軸」から昇格したものであり、これまでの研究の成果を受け、治療反応性のある特異的な抑うつ障害群であると判断された。ただし、このカテゴリーもまた月経前の不安定な情緒状態を医療的関与が必要なレベルと判断する基準が曖昧であるために、過剰診断される危険性が指摘されている。

DSM-5は年代順に疾患が並べられていて、抑うつ障害群の最初に重篤気分調節症(Dysruptive mood dysregulation disorder; DMDD)が挙げられている。これは一二歳までの子どもに使われることになった新しい概念で、易怒性が続き極端な行動制御不全のエピソードを繰り返す状態である。この診断が抑うつ障害群に含まれたのは、この症状パターンを示す小児が青年期や成人期になると単極性の抑うつ障害群や不安症群/不安障害群を持つようになることを考慮してのことである。

DMDDという新しい診断カテゴリーがDSM-5に追加されたのは、安易に小児に双極性障害の診断がつけられて抗精神病薬が投与されることが、社会的な問題になったためである。その結果、正常な若者の苛立ちや精神刺激薬に最も良く反応するADHDの苛立ち、物質乱用による苛立ちなどが見逃される危険性が高まり、抗精神病薬や気分安定薬が不適切な形で過剰に投与されて肥満になったり、糖尿病や心臓病などの身体疾患にかかったりする可能性が生じたり、周囲からの偏見を助長し本人が将来への希望を失ってしまったりするなどの問題点が出てきた。

そこで、米国の精神保健研究所の研究グループは、子どもの双極性障害をフェノタイプによって狭義、中間型、広義の三群に分け、広義のものを severe mental disorder（ＳＭＤ）と名づけて疫学調査や生物学的調査を行った。その結果、ＳＭＤとされた子どもたちは、その後うつ病に移行することが有意に多く、生物学的研究でも双極性障害とは異なる所見が得られたことから、ＤＭＤＤとして抑うつ障害群に組み込まれることになった。

しかし、ＤＭＤＤ概念の科学的根拠はほとんど存在せず、小児の双極性障害の過剰診断を防ぐという目的のためだけに導入されただけである。しかも、癇癪《かんしゃく》を起こしやすい子どもとＤＭＤＤを持つ子どもの鑑別が困難であり過剰診断される危険性があるし、治療論が伴っていないために抗精神病薬の過剰投与が行われる危険性も存在している。癇癪を起こす他の精神疾患を見逃してしまう危険性もある。事実、フィールド・リサーチでのＤＭＤＤの評価者間一致率は〇・二五と著しく低かった（Freedman, R.: Am. J. Psychiatry. 2013 : 170(1), 1-5)。なお、私は、Dysruptive という用語に重篤という訳語を当てていることに違和感があり、急に気分の調整ができなくなるという意味を表すためには「突発性」という訳語の方が適切ではないかと考えている。

・不安症群／不安障害群

本群には、分離不安症／分離不安障害、選択性緘黙、限局性恐怖症、社交不安症／社交不安障害（社交恐怖）、パニック症／パニック障害、広場恐怖症、全般不安症／全般性不安障害、物質・医薬品誘発性不安症／物質・医薬品誘発性不安障害、他の医学的疾患による不安症／他の医学的疾患による不安障害、他の特定される不安症／他の特定される不安障害、特定不能の不安症／特定不能の不安障害が含まれている。

強迫症／強迫性障害とPTSDは独立して別の章に移った。限局性恐怖症および社交不安症／社交不安障害（社交恐怖）の診断基準に関して、一八歳以上の人の場合、これまでは本人の判断が重視され、精神症状に苦しむ人自身が過剰ないしは不合理であると認識している必要があるとされていたが、ＤＳＭ-５では、文化的背景要因を考慮しても状況から想定される程度を越えているという医師の判断によることになった。

分離不安症／分離不安障害と選択性緘黙は、ＤＳＭ-５では、不安症群／不安障害群に分類され、一八歳を超えても診断できることになった。そのために一過性の恐怖が過剰診断される危険性が出てきたことから、「典型的には六ヶ月以上の持続」とする持続期間の記述が追加された。

・強迫症および関連症群／強迫性障害および関連障害群

本群には、強迫症／強迫性障害、醜形恐怖症／身体醜形障害、ためこみ症、抜毛症、皮膚むしり症、物質・医薬品誘発性強迫症または関連症／物質・医薬品誘発性強迫性障害または関連障害、他の医学的疾患による強迫性または関連症／他の医学的疾患による強迫性障害または関連障害、他の特定される強迫症または関連症／他の特定される強迫性障害または関連障害、特定不能の強迫症または関連症／特定不能の強迫性障害または関連障害が含まれている。

本障害群は不安症群／不安障害群から独立して設定され、新たに、ためこみ症、皮膚むしり症、物質・医薬品誘発性強迫症または関連症／物質・医薬品誘発性強迫性障害または関連障害、他の医学的疾患による強迫症または関連症／他の医学的疾患による強迫性障害または関連障害が加えられた。DSM-Ⅳでは「他のどこにも分類されない衝動制御の障害」に位置づけられていた抜毛癖も、抜毛症として本群に加えられた。

DSM-Ⅳの強迫性障害の病識に関する「洞察に乏しいもの」という特定用語は、予後と関連しているということから、「病識が十分または概ね十分」な人および「病識が不十分」な人と「病識が欠如した・妄想的な信念を伴う」人とが区別できるように、三段階の特定用語で評価することになった。病識に関する特定用語は醜形恐怖症／身体醜形障害やためこみ症にも含められた。なお、これまで身体表現性障害に含まれていた醜形障害は本群に含まれることになり、異常な外見であると完全に確信している場合には、妄想性障害ではなく、醜形恐怖症／身体醜形障害と診断し、「病識が欠如した・妄想的な信念を伴う」という特定用語をつける。

・心的外傷およびストレス因関連障害群

本群は、心的外傷的な、またはストレスの多い出来事への曝露が診断基準項目として明記されている障害であり、反応性アタッチメント障害／反応性愛着障害、脱抑制型対人交流障害、心的外傷後ストレス障害、急性ストレス障害、適応障害、他の特定される心的外傷およびストレス因関連障害および特定不能の心的外傷およびストレス因関連障害が含まれる。

急性ストレス障害の診断基準では、心的外傷的出来事を直接体験したか、目撃したか、間接的に体験したかのいずれかの場合である必要があることが明記された。DSM-Ⅳの主観的反応の項目は削除された。

心的外傷後ストレス障害でも同様に、主観的反応の項目が削除され、ストレス因の基準が明確にされた。心的外傷後ストレス障害の症状群は、DSM-Ⅳでは「再体験」「回避／麻痺」「覚醒亢進」の三つに分けられていたが、DSM-5では、「回避／麻痺」が「回避」と、麻痺に相当する「認知や気分における持続的で否定的な反応」に分けられて四つの症状群になった。DSM-Ⅳの「覚醒亢進」は、いらだちや怒りの爆発、無謀な行動や自己破壊的行動を加えて「覚醒度と反応性の変化」とされた。子どもや青年では診断閾値が下げられ、六歳以下では独立した基準が追加された。

DSM-Ⅳでは別の章に位置づけられていた適応障害が本章に移された。これはわが国では誤解して使われることが多い診断カテゴリーであるが、DSM-Ⅳでは明確なストレス因に反応して生じた抑うつ、不安、行動の問題で、うつ病（DSM-5）／大うつ病性障害や不安症／不安障害などの精神疾患の診断基準を満たさない状態と定義されていて、残遺的な診断カテゴリーという認識であった。しかし、DSM-5ではより積極的な位置づけがなされて、苦痛な出来事に暴露された後に起こるストレス反応症候群の一群として位置づけられた。

DSM-Ⅳの子どもの診断である反応性愛着障害は、反応性アタッチメント障害／反応性愛着障害と脱抑制型対人交流障害として本章に含められた。

・解離症群／解離性障害群

本群には、解離性同一性症／解離性同一性障害、解離性健忘、離人感・現実感消失症／離人感・現実感消失障害、他の特定される解離症／他の特定される解離性障害、および特定不能の解離症／特定不能の解離性障害が含まれている。

変更点としては、現実感消失が離人症性障害に含まれ、解離性とん走は独立した診断ではなく解離性健忘の特定用語として位置づけられた。また、解離性同一性症／解離性同一性障害の診断基準が、同一性の崩壊が観察され報告されることと、日常的な出来事の回想にも欠損があることを示すものに変えられた。

・身体症状症および関連症群

本群は、身体症状症およびその他の明らかな身体症状を伴う状態で、身体症状症、病気不安症、変換症／転換性障害（機能性神経症状症）、他の医学的疾患に影響する心理的要因、作為症／虚偽性障害、他の特定される身体症状症および関連症群、特定不能の身体症状症および関連症の診断を含む。DSM-5では、重複が問題になることが多かったこの群の障害と下位分類の数が減らされたが、定義が曖昧で過剰診断を招く危険性があるという批判もある。

身体症状症は、これまでの身体表現障害に対応するもので、身体化障害、鑑別不能型身体表現性障害、疼痛性障害、一部の心気症がまとめられて、身体面の症状が主訴の場合に身体症状症と診断されることになった。疼痛性障害は、「身体症状症、疼痛が主症状のもの」と診断される。身体症状が認められないにもかかわらず健康に対する不安が強い場合、これまで心気症と診断されていたが、DSM-5では病気不安症と診断される。DSM-Ⅳの「臨床的関与の対象となることのある状態」は「他の医学的疾患に影響する心理的要因」と呼ばれるようになり、作為症／虚偽性障害とともに本群に含められた。

転換性障害の訳語は、けいれん性疾患であるてんかんとの混乱を避けるために、ＤＳＭ-５からは変換症／転換性障害（機能性神経症状症）と変更されることになったが、これまで「転換」という用語が長く使われてきた歴史を考えると、混乱を招く可能性がある。なお、本障害の診断基準では、神経学的検査が重視されるとともに、診断時に心理的要因が明確でない場合があることが強調される形に修正された。

・食行動障害および摂食障害群

本群は、摂食あるいは摂食に関連した行動の持続的な障害であり、異食症、反芻症／反芻性障害、回避・制限性食物摂取症／回避・制限性食物摂取障害、神経性やせ症／神経性無食欲症、神経性過食症／神経性大食症、過食性障害、他の特定される食行動障害または摂食障害、特定不能の食行動障害または摂食障害が含まれる。ＤＳＭ-５では「通常、幼児期、小児期、または青年期に初めて診断される障害」が解体され、発症時の年齢ではなく臨床症状に基づく再編が行われたために、摂食障害が低年齢期の食行動障害と同じ章に含まれることになった。神経性やせ症／神経性無食欲症の中核的な診断基準は基本的に変更されていないが、無月経は必要でなくなった。また、著しい体重減少を判断する手引きが本文中に記載され、基準Bには、体重増加に対する恐怖に加えて、体重増加を妨げる行動が含められた。新たに追加されたのが、むちゃ食いをする過食性障害であるが、診断に必要なむちゃ食いの平均頻度が少なくとも三カ月間、週に一回と引き下げられたことから、過剰診断の危険性が指摘されている。

・排泄症群

とくに大きな変更点はない。

・睡眠–覚醒障害群

原発性不眠は、続発性との区別を避けるために不眠障害と呼ばれるようになった。呼吸関連睡眠障害群は、閉塞性睡眠時無呼吸低呼吸、中枢性睡眠時無呼吸、睡眠関連低換気の三つに分けられている。概日リズム睡眠–覚醒障害群の下位分類は「睡眠相前進型」と「不規則睡眠覚醒型」を含むように拡大され、「時差型」は除かれている。レム睡眠行動障害とレストレスレッグス症候群（むずむず脚症候群）が独立した障害に格上げされ、それに伴って「特定不能」の診断は取り除かれた。

・性機能不全群

すべての性機能不全は少なくとも約六カ月間持続している必要があるとされている。女性では、性的欲求の障害と性的興奮の障害をまとめて女性の性的関心・興奮障害と呼ぶことになった。性器-骨盤痛・挿入障害は、併存率が高く区別が困難であった膣けいれんと性交疼痛症をあわせたものである。性嫌悪症は、診断されることが稀であり科学的根拠も少なかったために削除された。

性機能不全群の関連要因を明らかにするために、相手の要因、対人関係の要因、個人の脆弱性の要因、文化的・宗教的な要因、および医学的要因という、関連する特徴が本文に追加されている。

・性的違和

本群は、DSM-5ではじめて導入された概念であり、異性への同一化に特徴があるとしたDSM-Ⅳの性同一性障害とは異なり、性別の不一致が強調されている。これには、子ども用と成人・青年用の別々の基準があり成人・青年用の診断基準では、これまでの基準A（反対の性別への同一化）と基準B（自己の性別に対する不快感）が一つにまとめられている。本群では、性発達の障害のある人の場合、性（sex）ではなく性別（gender）と表現するのが適切であると考えられて、性別という用語が一貫して用いられている。また、子どもは抑圧的な環境下では反対の性になりたいという欲求を言語化できないということを考慮して、子ども用の診断基準では、「反対の性になりたいという欲求を繰り返し述べる」が「反対のジェンダーになりたいという強い欲求」に書き換えられた。このように「反対のジェンダーになりたいという強い欲求、または自分は違うジェンダーであるという主張」を必須項目とすることで、診断が厳密化されている。

ここでは、医学的処置を受けた人に使えるように性別移行後という特定用語が追加されている。症状が軽減した際に使われる寛解という用語は性別違和には使うことができない。

・秩序破壊的・衝動制御・素行症群

本群は、DSM-Ⅳの「通常、幼児期、小児期、または青年期に初めて診断される障害」（反抗挑戦症／反抗挑戦性障害、素行症／素行障害、他の特定される秩序破壊的・衝動制御・素行症、特定不能の秩序破壊的・衝動制御・素行症）と「他のどこにも分類されない衝動制御の障害」（間欠爆発症／間欠性爆発性障害、放火癖、窃盗癖）が一つにまとめられたものであり、情動的および行動的自己制御の問題を有する症状群である。

・物質関連障害および嗜癖性障害群

本群での大きな変更点は、物質乱用と依存とを一つにまとめて、物質使用障害の診断基準を設けたところにある。その中で、DSM-Ⅳの反復する物質に関連した法律上の問題の基準が削除され、渇望、つまり物質使用への強い欲求、または衝動という基準が加わった。治療的アプローチが異なってくる可能性がある乱用と依存とを一つにまとめたことに対しては、批判的な意見が出されている。

もう一つの大きな変更は、概念を拡大してギャンブル障害を含めたことである。しかし、物質とは関係のない行動障害まで嗜癖として治療の対象とすることに対しては、医療の範囲を広げすぎているという批判が出ている。

・神経認知障害群

DSM-Ⅳの認知症と健忘障害が、認知症という疾患単位に包括されている。さらに、DSM-5では、認知障害の重症度の低いものを軽度認知障害としているが、これに対しては後述するように認知症の概念を広げすぎたものであるという批判がある。DSM-5では、神経認知障害の有無をまず診断し、次いでアルツハイマー病や前頭側頭型、レビー小体型等の病態を診断し、確度（「確実な」と「疑いのある」）について診断する。

・パーソナリティ障害群

パーソナリティ障害の診断基準はDSM-Ⅳから変わっていないが、多軸診断の廃止に伴って、他の精神疾患と同様に一軸に位置づけられている。これは、ICDとの整合性も考えてのことといわれている。DSM-5作成過程では「パーソナリティ機能の障害」と「病的パーソナリティ特性」の程度から評価するディメンショナルな診断基準が提案されたが、あまりに緻密すぎ、その信頼性と妥当性を検証する時間的余裕がなかったために採用が見送られ、今後の研究のための第Ⅲ部に含められることになった。

・パラフィリア障害群

パラフィリアはパラフィリア障害の必要条件ではあるが、十分条件ではない。つまり障害と診断されるためには、パラフィリアのために人に苦痛又は機能障害を生じさせている場合、もしくは満足のために自称または互いの危険を伴う場合に限られている。

DSM-5では、状態の重要な変化を示すために、すべてのパラフィリア障害の診断基準に「管理される環境下にある」と「完全寛解」の経過を示す特定用語が追加された。

DSM-5が目指したパラダイム・シフトと挫折

DSM-5は、DSM-Ⅳが発表されてから一九年後の二〇一三年五月に発表された（日本語版は二〇一四年六月に医学書院から発刊）。これだけの期間が空いたのは、変更するだけの明確な科学的根拠が得られなかったためである。

しかし、米国精神医学会は科学的根拠が出揃うのを待ち続けることはできなかったようである。その一因として指摘されるのが、米国精神医学会の経済的な苦境であり、そうした苦境を切り抜けるという目的もあってDSM-5の作成が決められた。DSMは米国精神医学会にとって多額の利益を生み出す一大産業となっているのである。

カテゴリーを変えるだけの明確な科学的根拠に乏しいという現実の中で、DSM-5作成実行チームは当初、これまでの診断マニュアルからのパラダイム・シフトを目指すとした。それは、①生物学的な指標の導入、②予防概念の導入、③ディメンション（計量的尺度）の導入、といういかにも魅力的な内容だった。

しかし、そうした先進的な仕組みは、導入するには時期尚早であった。あまりにも野心的にすぎたために、最終的には実現することができなかった。DSM-5がいかにも中途半端でちぐはぐな感じを受けるのはそのためである。

生物学的評価を導入するには、それを裏付ける研究が決定的に不足している。そうした客観的な指標がないまま、的確な治療方法が確立していない段階で予防概念を導入すると、むしろ過剰診断・過剰治療に陥る可能性が生じる。そのために最終的には前版のＤＳＭ-Ⅳとほとんど代わり映えのしない内容となった。

以下に、ＤＳＭ-５の作成過程で明らかになった問題点を見ていくことにしたい。

ＤＳＭの秘密主義

ＤＳＭ-５の作成過程では、秘密主義が大きな問題として批判された。その背景には、製薬業界の影響を受けすぎてきたことに対する米国精神医学会の反省があった。とくに、前述した小児の双極性障害の過剰診断をめぐるスキャンダルは米国精神医学会にトラウマともいえる苦痛をもたらした。これは単に双極性障害に限ったことではない。社交不安障害はＳＳＲＩが効果的であるという臨床研究の報告を受けて製薬会社が積極的に宣伝をした。私もよく覚えているが、米国精神医学会の学術総会の展示ブースで、社交不安障害の有病率が一〇％を超えると宣伝していた製薬企業もある。米国精神医学会の学術総会では、朝も昼も夜も結構立派な食事をしながら著名な専門家のわかりやすい話を聞くことができたし、そのときに使われたパワーポイントファイルがきれいなハンドアウトとして配布された。

こうした宣伝は、精神科医だけでなく、他の専門領域の医師に対しての啓発にも使われた。米国では精神科以外の医師の方が多く向精神薬を処方しており、こうした非専門医の方が宣伝に流されやすい傾向がある。

私は、製薬会社が精神疾患の診断や治療に関する啓発を目的とした講演会を開くこと自体を否定するものではない。私自身もそうした講演会で話をすることがある。ただ、そうした時には、主催者の意向は関係なく講演者の考えで話を構成すべきである、と考えている。どのような場面でどのような話をするかという内容と、そのことをオープンにできているかどうかという透明性が大事なのである。

さて、前述したような米国精神医学会と製薬会社との癒着が診断基準の作成に影響し不適切な薬物療法につながる可能性を危惧したＤＳＭ-５作成実行チームは、委員の選定にあたって、製薬会社から日本円でおよそ一〇〇万円以上の資金援助を受けていないという条件を付けた。

しかしこれは、二つの大きな問題を引き起こすことになった。

問題の一つは、それだけの研究費しか獲得できていない研究者の質の問題である。とくに米国では優秀な研究者ほど多くの研究費を獲得するし、また講演料収入も多くなる。それには、公的な研究費も当然含まれるが、製薬会社からの研究費も含まれている。いわゆる産学協同で新しい有効な薬や診断技術を開発していくということは精神医学の発展のために必要であるという考えに立っている。仮にそうした活動が制限されて新薬の開発が滞ると、最も大きな利害を受けるのは精神症状に苦しんでいる人や家族である。

いずれにしても、多くの研究費を獲得している有能な学者が委員として選ばれないということは、本末転倒ではないかという意見も耳にした。それがDSM-5の質に影響した可能性があるのかもしれない。

もう一つ、委員の選定以上に大きな問題となったのは、DSM-5で話し合っていることを委員会以外では口外しないと誓約させられたことである。これは、委員会の議論が外部の影響を受けないようにしたいというDSM-5作成実行チームの考えによる。

これに対して、秘密主義すぎると激しい批判が巻き起こった。すべてをオープンにするそれまでのDSM作成過程と正反対の方針だったからである。それまでは、議論の内容を積極的に周囲に伝えるように推奨されていた。できるだけ周囲からの意見を取り入れながら幅広い視点から議論をしようとしたのである。しかし、DSM-5作成実行チームは、まるで羹《あつもの》に懲りて膾《なます》を吹くかのように、製薬企業などの利権団体からの影響を排除するために秘密主義を徹底しようとした。

これまで、過剰診断や多剤大量処方が問題になったのは、診断基準の作成過程でそうした外部からの圧力があったからではない。診断基準それ自体に問題が存在していて外部の影響を受けやすくなっていたからである。そうした外部からの影響を極力少なくするためには、できるだけ外からの意見を聞き、幅広く議論をする必要があったが、DSM-5作成実行チームはまったく逆の対応を行った。

そのために透明性を欠くことになり、発表の半年くらい前まで学会の評価委員会の評価を受けようとさえしなかった。それもまた、DSM-5の質の低下に影響した。

DSMの経済問題

二〇一二年の米国精神医学会学術総会のDSM-5のフィールド・トライアルに関する研究の発表は衝撃的であった。評価者間一致度があまりにも低かったからである。たとえばうつ病／大うつ病性障害の評価者間一致度は〇・二八という低さであった（Freedman, R.: Am J

Psychiatry. 2013 : 170(1), 1-5)。その低さはフィールド・トライアルの研究計画の杜撰《ずさん》さの現れであり、研究の設計の変更や診断基準の見直しを含めて再調査する必要があるほどのものである。しかし米国精神医学会は、二〇一三年にＤＳＭ-５を出版するという予定を変えることができなかった。その理由の一つは、米国精神医学会が抱えている経済的問題であったといわれている。

ＤＳＭ-５の作成には多大な費用がかかった。ＤＳＭ-Ⅳの作成費が日本円でおおよそ五億円であったのに対して、ＤＳＭ-５の作成費は約二五億円かかったといわれている。また、ＤＳＭ-Ⅳの作成まで資金援助をしていた米国精神保健研究所が、ＤＳＭ-５に対する資金援助を見送ったことも米国精神医学会の経済的負担を増すことになった。米国精神保健研究所との確執については後述することにする。

ＤＳＭ-５作成実行チームは、その作成過程でＤＳＭ-Ⅳのときのような適切なマネジメントができなかった。そのために、当初は二〇一一年といわれていたＤＳＭ-５の発表が二年も遅れることになった。こうした遅れは、ＤＳＭの経済効果に期待する米国精神医学会にとっては大問題である。ＤＳＭを新たに出版すれば莫大な利益が米国精神医学に入ってくる。そこで、フィールド・トライアルの再調査を行わないまま、半ば見切り発車の形で二〇一三年の学術総会にあわせてＤＳＭ-５が発表されることになった。

この経済的問題は、長年模索され続けているＤＳＭとＩＣＤのハーモナイゼイション、つまり統合にも影響している可能性がある。われわれ利用者からすると、ＤＳＭとＩＣＤという二つの診断分類があるのは非常に使いにくい。そのために以前から、ＤＳＭとＩＣＤを統合する可能性が議論されていた。ＤＳＭ-Ⅳの作成時には、作成実行委員長のフランセスがしばらくジュネーブに滞在してその可能性を探った。しかし現在まで統合は実現していないし、しばらくはその可能性もないように思える。

その大きな理由が経済的な問題だと、あるＩＣＤ作成委員が漏らしたことがある。ＩＣＤとＤＳＭが統一されると米国精神医学会に版権料が入ってこなくなる。統合版は、世界保健機関から無料で全世界に配布される可能性が高いからである。その額の大きさを考えると、米国精神医学会は統合に踏み切れないだろうというのである。私にとっては納得できる話であった。

こうした議論を見聞きすると、ＤＳＭ-５がマイナーチェンジを繰り返す予定であるという方針にも疑念が湧いてくる。新しい情報がＤＳＭに反映されるのは望ましいことではある。しかし、ＤＳＭ-ⅣからＤＳＭ-５の発表までに一九年の歳月を要したことや、いまだに精神疾患に関連した脳科学研究にブレイクスルーが起きていないことを考えると、それほど細かくマイナーチェンジをしていくことに意味があるのか甚だ疑問に思えてくる。むしろ、研究や臨床に混乱をきたすだけではないかと思えるのである。そのように変えることでさらに収入を出ようとしているのではないかという疑念すら湧いてくる。米国精神医学会は、これまで自由だった診断基準の転載にも使用料をとることにしている。

生物学的な指標の導入

私たちは残念なことに、精神疾患を客観的に診断する方法をまだ手に入れていない。それは脳の機能を私たちがまだ十分に解明しきれていないからである。そのために診断は医師の主観的な判断に頼らざるを得なくなるが、これまで見てきたように医師の主観的判断は不十分であり、それに不満を感じた専門家もユーザーも客観的な指標に過剰な期待を寄せることになる。光トポグラフィーや脳波、血液検査など客観的指標になりそうなものがいくらかでも成果をあげると、途端に注目され騒がれるのは、客観的指標を持たない精神科診断学に対する不満の裏返しでもある。

しかしそうした生物学的指標の解明は研究途上にある。私たちの精神機能の一部を表すものでしかなく、それが精神症状とどのように関係しているかについて解明されてはいない。死後脳の研究などの科学的研究も、わが国では十分な環境が整備されていない。

こうしたことから、生物学的指標を診断システムに導入しようというDSM-5の最初のパラダイム・シフトは失敗に終わった。生物学的評価を導入するには、それを裏付ける研究が決定的に不足しているのである。その現実に、私たちは謙虚であるべきである。

この三〇年間で正常な脳の機能に関する理解は大幅に進み、神経科学も発展してきたが、それは精神疾患の解明にはつながっていない。そもそも人間の脳はきわめて複雑であり、精神疾患も複雑である。どのような症状群でも原因は多様であり、脳機能の変調が精神症状として現れる経路もさまざまである。脳機能の解明が進んだとしても、それが精神症状の脳病理の解明につながり治療に役立てられるようになるまでには二〇年、三〇年の年月が必要であろう。

Nature誌（第四六九巻、二〇一一年一月一三日号）に日本の先進医療「光トポグラフィーを用いた抑うつ症状の鑑別診断補助」についての紹介記事（Future News）と解説記事

（Editorial）が掲載された。光トポグラフィーというのは、近赤外線を用いた脳機能計測器で、血流の変化を測定することによってうつ病、統合失調症、双極性障害の鑑別診断を行うこと目的に研究が続けられている。データの蓄積が少なく研究途上である光トポグラフィーが先進医療として認可されたことをNature誌は時期尚早であると批判したのである。

Nature誌は、心の健康問題を持つ人に対して良いケアを提供することは重要であるとした上で、光トポグラフィーがさまざまな臨床場面での検証を十分に行っておらず、どのように用いるかについて明確なコンセンサスが得られていないと指摘し、願望だけではなく科学が必要であると指摘している。しかしその後、研究が積み重ねられ、二〇一四年度の診療報酬改訂で保険診療の対象として収載されることになった。

私は日本発としての光トポグラフィの研究の歩みを高く評価しているし、病状の推移を見るのに有用である可能性も認識している。しかし、診断の補助手段として保険収載されるには時期尚早だったと考える。原田憲一氏が『精神医学』誌（五六巻三号、二〇一四年）で苦言を呈しているように、現在の光トポグラフィの精度に関する意見が一致しておらず、受診者を混乱させる可能性が否定できないからである。精神症状に悩む人たちを助けるはずの方法が、そうした人たちを悩ますことになるようでは本末転倒ではないだろうか。十分な精度が研究で確認され、治療論と結びついたものが認められるものにならなければ、せっかくの先進技術の価値が貶められてしまう。

さらにいえば、私は、現在の精神医療では、精神科医が症状だけでなくその人の心理社会的な背景を読み取った上で総合的な支援を提供する方が臨床的には大切だと考えている。精神医学は人間の科学であり、人間的関わりこそが精神医学の先進性だと考えるからである。

RDoC

DSM-5作成実行チームが生物学的指標を導入することを目指したのは、それまでの研究では診断分類や診断基準を変える積極的な根拠が希薄だったからだろう。そうした現実と、今までとは違うことをしたいという野心とが相まって、生物学的指標を導入しようとしたのだと私は考えている。

その点では、米国精神保健研究所NIMH所長のインセル（Insel, T.）らを中心とするグループのRDoCと呼ばれるResearch Domain Criteria研究構想の方が現実的である。インセルらは、十分な科学的根拠が蓄積されていない中で診断カテゴリーを改訂することに批判的な立場をとった。

診断分類の不必要な変更はかえって利用者を混乱させるだけであり、研究面でもマイナスの方が大きい。それまでのカテゴリーや診断基準が変わると、ゼロから研究をやり直さなくてはならなくなるからである。DSMが改訂されると、それまでの疾患カテゴリーと新しいカテゴリーの対応表が発表される。それは便利なようであるが、一方で問題もはらんでいる。呼称が同じだからと言って、実態が同じとは限らないからである。

同じ疾患名が使われていても、診断基準が変わると、症状群としては異なるものになる可能性がでてくる。例えば、DSM-5の双極性障害の診断基準Aには、気分症状の他に活動性や活力が組み入れられたが、双極性障害と診断される人たちは、気分症状だけで診断されていた時とは違ってくる可能性が高い。死別反応を除外することになっていたDSM-Ⅳのうつ病／大うつ病性障害と、それを除外しないDSM-5のそれとが同じとは言えない。

NIMHは一九八〇年にDSM-Ⅲが発表されてからの精神疾患研究の成果が乏しいことに失望したといわれている。そのためにNIMHはDSM-5の開発への資金援助は行わず、自らが提唱するＲＤｏＣつまり生物学的指標に基づく診断システムを作る作業に入り、関連研究に資金援助をすることにした。

ＲＤｏＣは、ＤＳＭの基本構造とされている障害カテゴリーの代わりに、ディメンションを用いて生物学的な研究を推し進めようという構想である。つまり、基本的なディメンションをもとに神経ネットワークの異常と機能の障害の関係を解明し、さらには神経発達や環境要因との関連を明らかにしていこうというのである。

生物学的調査対象は縦横のマトリックスから構成されていて、縦のコラムには症状ディメンション、横のコラムには分析要因が並んでいる。症状ディメンションには、陰性システム（恐怖、不安、喪失、など）、陽性システム（動機、報酬への反応、など）、認知システム（注意、高く、作業記憶、など）、社会プロセスシステム（愛着、コミュニケーション、他者理解、など）、覚醒・調整システム（生物学的リズム、睡眠・覚醒、など）が入る。一方、横のコラムの生物学的調査対象は、遺伝子、分子、細胞、サーキット、生理、行動、自己報告の七つである（詳細は、www.NIMH.nih.gov/research-priorities/rdoc/index.shtml）。

こうした科学的研究を通して精神疾患で起きている脳の変調が解明されて有効な治療法が開

発されれば、精神症状に苦しむ人にとって大きな福音になることは間違いない。わが国でも脳科学研究戦略推進プログラム下で大型研究が進められていて、その成果が第一一回日本うつ病学会総会で山脇成人会長によって報告された。また、第一一〇回日本精神神経学会学術総会での岡野栄之氏の講演で示されたように、慶応大学や九州大学、名古屋大学、奈良県立医科大学などの精神科が岡野氏とともに精神疾患の病態解明と治療法の開発に向けたｉＰＳ細胞研究を進めている。こうした生物学的研究から将来より効果的な治療が開発されてくるとすれば、精神症状に苦しむ人にとってこれほどすばらしいことはない。

その一方で、World Psychiatry 誌一三巻一号（二〇一四年二月）の特集で指摘されているように、精神症状に伴う苦しみのすべてを脳の問題として考えることができないのも事実である。私たちは脳で考えると同時に、社会の影響も受けている。精神疾患は脳の病気であると同時に社会ないしは人間関係の病気なのである。ある種の精神症状は脳機能の変調として理解し治療できるかもしれないが、その症状に苦しんでいる人を癒やすには人間的なかかわりが不可欠である。そうしたかかわりの実際については、「第Ⅳ部　今後の精神医療への展望」で論じることにしたい。

ディメンションかカテゴリーか

精神医学領域で併存が注目されるようになったのは病因を想定しないカテゴリー分類をDSM-Ⅲが採用してからのことである。このことは、精神疾患のカテゴリー分類の困難さを示すものであると同時に、その妥当性に対する疑問を抱かせるものでもあった。つまり、それだけ重複して診断されることの多いカテゴリーを独立したものとして位置づけることがはたして妥当であるかどうかという問題である。とくに、うつ病／大うつ病性障害と不安症／不安障害の併存率が高いことを考えると、これらのカテゴリーが病因論的に考えて別のものであるといえるかどうかという疑問さえ生じてくる。

そこで、DSM-5では、計量的尺度を活用したディメンション・モデル（次元モデル）を積極的に取り入れようとした。例えると、人間を「大きい人」か「小さい人」かで評価するのがカテゴリー・モデルであるのに対して、身長や体重を具体的に表示して評価するのがディメンション・モデルである。

カテゴリー・モデルというのは、DSMやICDに代表される疾患分類で、統合失調症やうつ病／大うつ病性障害などのように特徴的な症状に基づきながら精神疾患をカテゴリーとして分類する方法である。この方法は、①歴史的にも古くから用いられていて臨床家や研究者になじみが深い、②したがって理解しやすくコミュニケーションの手段としても使用しやすい、③精神疾患以外の疾患分類に広く使われているために一貫性がある、といった利点を有している。

一方、ディメンション・モデルは特徴的な症状を軸として評価しようとする方法で、①カテゴリー・モデルのように重複診断や各カテゴリー間の境界の設定が問題になることがない、②診断基準を満たさない場合にそのカテゴリーの症状が情報の価値を失うカテゴリー・モデルと違って、症状に関するすべての情報を生かした全体的な視点から診断を行うことができ、その情報を治療に活用することができる、③カットオフ・ポイントを設定することでカテゴリー的な形にすることができる柔軟性がある、という利点がある。

このようにディメンション・モデルにもカテゴリー・モデルにも一長一短があることを考慮して、DSM-5の作成過程では、その両者を組み合わせたハイブリッド型のモデルをパーソナリティ障害の領域に導入することを検討したが、それにはあまりにも科学的根拠や時間が不足していた。これもまた、DSM-5作成実行チームのマネジメントの不十分さを露呈した出来事であった。

また、私たち臨床家は、ディメンションで考えるよりも、全体像を一瞬にとらえて判断をするカテゴリーの方になじんでいる。うつ病について「新型うつ病」や「○○うつ病」のようないい方がされるのはそのためである。日常生活でも私たちは、「明るい人」「暗い人」「細かい人」「いいかげんな人」など、カテゴリーを使って話していることがほとんどだ。カテゴリーを好むのは臨床家に限らず、人間そのものの特性でもあるのだろう。

このように、研究面の不十分さと臨床面の煩雑さから、自閉スペクトラム症/自閉スペクトラム障害など一部の領域を除いて、ディメンション・モデルの採用は見送られることになった。

予防概念導入のための必要条件

第三のパラダイム・シフトとして考えられた予防概念の導入も失敗に終わった。客観的な指標がないまま、的確な治療方法が確立していない段階で予防概念を導入すると、むしろ過剰診断・過剰治療に陥る危険性があるからである。

予防精神医療というのは、症状がはっきりと現れる以前のごく初期の段階で診断し、病気の悪化を防ぐために介入するというものである。それ自体は大事な目標であるが、これを達成するためには三つの基本要件を満たさなくてはならない。

第一に、将来状態が悪化する人と、悪化しない人とを正確に識別できなくてはならない。悪化する可能性のない人まで危険があるとしてしまうと、その人は絶望的になるし、不必要な差別を生む危険性も高くなる。しかし、現時点で提案されているカテゴリーの診断の精度は極めて低い。

第二に、もし初期診断を行うのであれば、病気の悪化を予防する効果的な介入が必要になるが、DSM-5が提案したどの症状群も効果的な治療法があると証明されてはいない。発症ないしは増悪の危険があるからということで科学的根拠の裏付けのない治療を闇雲に行うことは、医療経済上問題である。しかも、副作用のリスクを考えると倫理的にも大きな問題がある。

第三に、もし初期介入を行うのであれば、それは大きな弊害のないものでなくてはならないが、現段階ではそのことが担保されていない。

とくに減弱精神病症候群（準精神病症候群）は大きな議論を呼んだ。これは、カテゴリーとして定義づけるデータが不足している上に、擬陽性率が専門の診療所で六五％、一般的な臨床施設になると九〇％にまでなる。しかも、予防するためとして抗精神病薬が処方される可能性があるが、診断を誤っていた場合には、副作用による肥満や糖尿病、心臓疾患などを引き起こす可能性がある。こうした曖昧な概念を、確立したものとして臨床に導入することは倫理的に問題でさえある。同じく導入が見送られた「Mixed Anxiety Depression（混合性不安抑うつ）」も、日常の反応との区別が難しく過剰治療に結びつきかねない概念である。

軽度認知障害は、症状がはっきりしていない状態を精神疾患の診断分類に含めるものとして批判された。これも擬陽性が五割近くになると推測されることや、科学的根拠に裏付けられた的確な治療法が開発されていないことを考えると、いたずらに不安を煽るだけになる危険性がある。

近年、わが国でも、アルツハイマー病などの認知症を早期に発見して予防しようという試みが行われている。しかし、残念なことに、アルツハイマー病の発症や進行を劇的に抑える薬剤はまだ開発されていない。抗認知症薬の予防効果を検証しようという大型研究J-ＡＮＤＩにいたっては、データの操作疑惑がマスコミで話題になった。

有酸素運動に認知症の予防効果があるとテレビなどで話題になることもあるが、これは加齢に伴う認知機能低下に対する効果が報告されているだけである。認知症は病気であり、加齢に伴う記憶力の低下とは区別されなくてはならない。

このような状況で、早期認知機能障害を診断することにどれだけの意味があるのだろうか。もし私が、明確な症状がない段階で認知症になる可能性が高いといわれ、しかし、それに対抗する有効な手段がないと付け加えられたとすると、ひどく落ち込み、不安を感じながら生きていくことになるだろう。

現時点で生物学的検査が可能になる確率が最も高い精神疾患がアルツハイマー病だろうといわれていることを考えると、いま焦って軽度認知障害を診断カテゴリーに導入する必要はなく画像診断などの生物学的検査の精度がかなり高くなってからでも遅くはないはずである。また、こうした研究はどうしても生物学的な方向に偏りがちであるが、同時に、そうした状態にある人や家族を支援する心理社会的アプローチの実践的研究を進めることも重要である。

また、減弱精神病症候群（準精神病症候群）に関しては、At Risk Mental State（ARMS）と呼ばれている発症危険性の高い状態に対する認知行動療法の効果に関する研究がわが国でも進められており、その成果をもとに厚生労働省の研究班が早期支援体制を作成する事業（ガイドラインの作成）に取り組む予定になっている。これもまたさらなる成果が期待できる研究であり、減弱精神病などの疾患カテゴリーをＤＳＭのような診断分類に組み込むのは、そうした研究の結果がしっかりとまとまってからにすべきである。予防に関して専門家が前のめりになっても、あまり良いことはない。

パラダイム・シフトに関連した議論を見ていると、精神医学の拡張主義というか覇権主義のようなものを感じてしまう。私たちがすでに優れた精神科診断や治療法を手にしつつあることを考えると、野心に振り回されずに、そうした知識を生かす道を徐々にそして着実に進んでいくべきなのである。

臨床家の判断への回帰

臨床家の判断が強調されているのもＤＳＭ-５の特徴である。ＤＳＭ-５の基本情報を解説したSection Ⅰでは、精神症状に苦しむ人を一人の人として総合的に診断することの大切さが強調されている。限局性恐怖症と社交不安障害の診断では、精神症状に苦しむ人ではなく医師の判断が重視されている。うつ病の診断基準から死別反応の除外基準を削除することについては、過剰診断を招く危険があるとして激しく批判されたが、その結果医師による治療必要性の判断を推奨する注意書きが追記された。

これらは、ややもすればＤＳＭの診断基準のみが注目され、本人が著しい苦痛を感じたり生活に支障が出ていたりする必要があるとする重症度評価が無視されている現状を変えようとする試みであり、臨床家の判断の重要性を評価したものとして意義があるといえる。しかし、その一方で、臨床家がそれだけの技量を身につけているかどうかという疑問も生まれる。そうした疑問があったからこそ、ＤＳＭ-Ⅲで信頼性を高めるためのさまざまな試みが行われた。その問題はまだ解決していないと私は考えている。

死別反応は病気か

ＤＳＭ-５では、それまでの版で含まれていた死別反応に関する除外項目が削除された。ＤＳＭ-ⅣのＦ項目の「症状は死別反応ではうまく説明されない。すなわち、愛する者を失った後、症状が二カ月をこえて続くか、または、著明な機能不全、無価値観への病的なとらわれ、自殺念慮、精神病性の症状、精神運動制止があることで特徴づけられる。」という除外規定が削除されたのである。この決定に対して、うつ病の過剰診断を招く危険性があるという激しい批判が起こった。

この決定は、一定の重症度を示す症状群は、死別体験のような強いストレス因が存在しているかどうかにかかわらずうつ病／大うつ病性障害と診断すべきだという考えに基づくものである。また、死別反応は通常はうつ病／大うつ病性障害のエピソードを引き起こすことはなく、死別反応にうつ病が伴う場合には症状も機能の障害も重篤になり予後も良くないと考えられた。

しかし、その一方で、死別反応などの強いストレス因に伴う抑うつ症状は、薬物療法などの医学的治療を積極的に行わなくても回復する可能性がある。私たちは、死別や重篤な身体疾患への罹患など非常につらい状況に直面しても、時間の経過とともに精神状態は自然に元に戻っていく傾向がある。また逆に、宝くじに当たるなど嬉しい体験の高揚感が長く続かないことも知られている。これは、安定した心の状態を保とうとする私たちのこころの力であり、その力を生かすことも精神的ケアでは重要である。逆に、薬物療法を行うと副作用などの好ましくない反応に苦しむ可能性があることから、死別反応を除外することに反対する声が高まった。そこでＤＳＭ-５作成実行チームはテキストの中に、正常な悲哀および悲嘆とうつ病／大うつ病性障害エピソードを慎重に区別すべきであるというコメントを追加することになった。

薬に頼らない治療を考えるとは？

臨床家にとって精神科診断は治療方針を決める重要なステップである。治療方針を考えるときには、精神症状に苦しむ人をできるだけ幅広い視点から理解し、最も適切な治療的アプローチを総合的に提供していく必要がある。精神疾患の原因が解明されておらず根本治療と呼べるような完璧な治療法が存在しない現状では、偏りのない目で全体に目配りしながら治療法を選択、統合していかなくてはならない。

前述した米国精神保健研究所が主導する研究ＲＤｏＣの動きを見ていると、脳科学や遺伝学が精神疾患の治療に生かせるようになるまでには、まだ二〇年、三〇年の歳月が必要になるだろう。だとすれば、いまある治験を診断や治療にどう活用するかが問われることになる。

そのためにはＤＳＭ-５でも推奨されている症例の概念化と、それに基づく治療方針の策定が重要になるが、概念化について説明する前に総合的な視点からの治療について触れておきたい。というのは、薬に頼らない治療が薬を使わない治療と同意義で使われていることがあるからである。

この二つが意味するところは同じではない。薬に頼らない治療は、薬だけに頼らない治療という意味であると私は考えている。実際の臨床場面では薬物療法で救われる精神症状に苦しむ人はたくさんいる。もちろん薬は万能薬ではない。米国精神保健研究所が行った米国最大のうつ病大型臨床研究 Sequenced Treatment Alternatives to Relieve Depression（STAR*D）Study（http://www.NIMH.nih.gov/funding/clinical-trials-for-researchers/practical/stard/index.shtml）からは、最初に投薬した抗うつ薬で症状が消失する人は約三割である。いろいろ工夫しても、症状が消える人は六～七割である。

この数値をどのように見るかはそれぞれ違っているが、誰にでも効く万能薬でないことは明らかである。場合によっては、中村勘三郎さんのように、妻や家族、芝居、仲間やファンといった支えに恵まれ、向精神薬を使わなくても症状が改善することもある。もちろん、その場合には、病状に対する慎重な評価が必要である。

一方で、万能薬でなくても一定の効果は期待できる。仮に症状が消えなくても、薬物療法によっていくらかでも気持ちが楽になれば、新しい気づきが生まれて自信が回復し症状が軽減することもある。前述したように、私たちの心の自然治癒力ないしはレジリエンスは大きな治療的力を持っている。

薬剤を使用する場合には副作用に注意を払わなくてはならないが、わが国では薬剤の認可に当たってかなり慎重に副作用の評価が行われている。精神科治療に限らず、わが国の新しい治療法の評価は効果以上に副作用が重視される。現状では、そうした効果や副作用に関する研究が最も多いのが薬剤に関するものである。

精神疾患の治療法の一つである認知行動療法などの精神療法は、治療者間の力量のばらつきが大きすぎる。そうした状況を改善するために私たちは厚労省の支援を受けた研修事業を行っているが、欧米の教育状況と比べればまったく不十分である。その点、臨床家による差が少ない薬物療法の方が一定の効果が期待できる。

その他に、経頭蓋磁気刺激法や食事療法など薬物療法以外の治療法がマスコミ等で華々しく取り上げられることもあるが、まだまだ科学的根拠は乏しい。効果が出た人がいるということと、一定の効果が期待できるということとは区別して考えられるべきである。完璧な治療法がないという現実に対する不満のために、目新しい診断法や治療法に過度な期待が寄せられ、精神症状に苦しむ人をさらに苦しめる結果にならないように注意しなくてはならない。

裁判に負けた名門の精神療法専門病院チェスナットロッジ（Chestnut Lodge）

私のように精神療法を専門にしている人間が忘れてはならないのが、一九八五年に判決が出たチェスナットロッジ病院の訴訟事件である。この事件に関しては、米国精神医学会の学会誌にクラーマンの論評が載るほどの話題になった（Kerman, G.L.：Am J Psychiatry. 1990：147(4), 409-418）。

チェスナットロッジは最高の精神分析的精神療法を提供する私立病院として全米で知られていた。統合失調症に苦しみながらも向精神薬を使わずに回復した人の体験を紹介し、日本でも話題になり映画化もされたベストセラー小説『I Never Promised You a Rose Garden（バラの庭は約束しない）』の舞台になった病院でもある。フリーダ・フロム・ライヒマンやハリー・スタック・サリバンなどの著名な精神科医を排出した病院としても知られている。

そのチェスナットロッジを医師オシェロフ（Osheroff, R.）が訴えたのである。オシェロフは腎臓を専門とする高名な医師であり、当時で年間三〇万ドルの収入があったが、軽度の抑うつ状態を繰り返していた。ところが、そのうつ病が一九七九年に増悪して絶望感と焦燥感が強まり、二〇キログラム近く体重が減少し、風呂にも入らなくなり、髪が肩まで伸びるほどになった。そのために彼は、親友に頼んでチェスナットロッジに連れて行ってもらって入院することになった。

チェスナットロッジに入院したオシェロフは症状を和らげるために薬物療法を希望したが、病院のスタッフは、向精神薬は現実から目を背けるものでしかないという理由で処方を拒否し、彼の自己愛的なパーソナリティに目を向けるべきだとした。うつ病の自己愛性をパーソナリティと誤解して、精神分析的精神療法を実施したのである。

話は少しそれるが、DSM-Ⅳ作成過程では、自己愛性パーソナリティ障害を診断カテゴリーとして残すかどうかが議論になった。うつ病など、精神症状が重篤な場合には自己愛性が強まる可能性があり、それを診断カテゴリーとすることが妥当かどうかという意見が出されたためである。わが国では疫学的根拠に乏しいまま若い人に自己愛的な傾向の強い若者のうつ病が増えているといわれるが、年齢にかかわらず、うつ状態が強くなると自己愛的になるのである。

もっとも、DSM-Ⅳでは最終的に、自己愛性パーソナリティ障害を削除するだけの科学的根拠がないという理由で、それがそのまま残されることになった。

さて、オシェロフの体験に話を戻すことにしよう。当然想像できるように彼の状態はどんどん悪化していった。その状態を心配した両親は、彼をコネチカット州にある病院に転院させた。その病院ではすぐに抗うつ薬療法が開始され、三週間で症状が消え、九週間で退院になった。劇的な改善であった。しかし、それまでの間に彼はクリニックを失い、妻からは離婚され、親権も奪われた。そして彼はチェスナットロッジを訴え、病院は敗訴した。

精神療法であれ、薬物療法であれ、また他の治療法であれ、治療はあくまでも精神症状に苦しむ人のためのものであり、適切な治療を提供するためには症例の概念化が極めて重要であることを思い知らせる事件であった。

DSM-5と症例の概念化・定式化

治療を誤らないためには適切な精神症状に苦しむ人の理解と治療方針の策定が不可欠である。その手立てとなるのが症例の概念化ないしは定式化と呼ばれる治療的作業である。

DSM-5は、その作成過程からさまざまな批判があり、できあがったものを見るとたしかに問題も多いが、その導入部で、症例（事例）の概念化ないしは定式化が重要であり、診断カテゴリーだけにとらわれないようにすべきであると明言しているところは評価に値する。

その文章を一部引用してみよう。「どの特定の患者についても、症例の定式化には詳細な臨床病歴と、その精神疾患の発症に寄与したかもしれない社会的、心理的、生物学的な要因に関する簡潔な要約が伴わなければならない。したがって、診断基準にあげられている症状を単純に照合するだけでは、精神疾患の診断をするためには十分ではない。各患者にこれらの基準を適用して該当するかどうかを系統的に照合することにより信頼性のある診断評価が得られるだろうが、相対的重症度や各基準との結び付きの強さ、およびそれらの診断への寄与については臨床判断が必要となる。……（中略）……素因、誘発要因、持続要因、保護要因の組み合わせから、いつ身体的特徴や症状が正常範囲を超えて精神病理学的状態になるのかを見分けるには臨床修練が必要である。臨床症例の定式化の最終目的は、その人の文化的、社会的背景に基づいた包括的な治療計画を立てるために、入手可能な背景となる診断的情報を使用することである。しかしながら、各障害について最も適切な証拠に基づいた治療の選択肢を決定し、使用するよう推奨することは、本書の範疇を超えるものである。」（『DSM-5精神疾患の診断・統計

マニュアル』医学書院より引用）

発症の背景や契機、症状の持続等は、個人の環境との相互作用を抜きにして語ることはできない。精神症状は、家庭を含む社会の中の個人の問題が現れている。したがって、精神症状に苦しむ人の治療や支援に当たっては、いわゆる症状〝診断〟に加えて、その人を全人的に理解する〝見立て〟を適切に行う必要があると、DSMもまた指摘しているのである。そこで次に、症例の概念化について論じることにしたい。

クイケン（Kuyken, W.）らは、症例の概念化についてまとめた著書『認知行動療法におけるレジリエンスと症例の概念化』（星和書店）の第一章で、ギリシャ神話の中のプロクルステスのベッドという話を紹介している。プロクルステスは、山の中で宿屋を経営していた悪者で、宿泊客をベッドに寝かせて、ベッドから脚がはみ出せば脚を切り落としてベッドにあわせ、ベッドの端まで脚が届かなければ脚を引きちぎってベッドにあわせて命を奪ったという。しかも、背の低い人には長いベッドを、背の高い人には短いベッドをあてがって、決して身長がベッドの長さに合わないようにしたというからひどい話だ。

この逸話をクイケンらが紹介したのは、私たち臨床家が、ともすれば自分の理論や経験に縛られて、それに精神症状に苦しむ人をあわせようとすることが少なくないからである。操作的カテゴリー診断はそれが極端になる可能性がある。それは、臨床家が故意に行っていることではない。私たち臨床家は無意識的にプロクルステスになる可能性があるのだ。そのために、精神症状に苦しむ人の人となりに目を向けないまま、最初から一方的に自分の考えを押しつけ説得しようとすることもある。精神症状や精神疾患としての診断名にこだわったり、精神症状に苦しむ人の不安を顧みないで服薬や特定の精神療法を勧めたりすることもある。

しかし、症状は精神症状に苦しむ人の存在のごく一部である。精神症状に苦しむ人は、社会の中で懸命に生きている一人の人間なのだ。あらためていうまでもないことだが、精神症状に苦しむ人を一人の人間として理解して、はじめてその人を手助けすることができるようになる。単に症状だけに目を向けて診断したり、自分の治療法を一方的に押しつけたりすると、精神症状に苦しむ人の心を傷つけてしまう可能性が高くなる。プロクルステスのベッドの喩えは、治療や支援はそれを提供する者のためにあるのではなく、支援を受ける人のためにあるのだというごく当たり前のことを教えている。

精神疾患は脳の病気であると同時に、社会の病気でもある。発症の背景や契機、症状の持続等は、環境との相互作用を抜きにして語ることはできない。治療は、家庭を含む社会の中に生きる個人の苦しみを理解することから始まる。精神疾患を持つ人の治療や支援を適切に行うためには、いわゆる症状診断を的確に行うことはもちろん大事だが、それに加えて、その人の社会的なあり方や人間としての生き方を理解する〝見立て〟ないしは症例の概念化が不可欠なのである。精神科の診療では、その人が抱えている悩みや症状診断、その症状の誘因や維持要因、その背景にある生まれ育ちなどを丁寧に見て手助けしなくてはならない。

それと同時に、その人が持っている人間としての強みや長所、レジリエンスにも目を向ける必要がある。症状を和らげ悩みを軽くするには、悩み苦しんでいる人の力を利用するのが一番効果的である。その人が持っている力と手を結んで、その力を活かす心の環境が整わなければ、回復へと進むことはできない。精神症状に苦しむ人の感受性や人間関係指向性にも目を向けなくてはならない。人間関係を改善していくためには、そうした感受性がほどほどに働く必要があるからである。このように精神症状に苦しむ人の力を信頼する治療者の姿勢は、精神症状に苦しむ人が自信を取り戻すきっかけを提供するし、自分を信頼して見守る臨床家に対する信頼感を高め、それがよりよい治療結果をもたらす。

操作的診断カテゴリーと症例の概念化（見立て）は、適切で有効な治療につながる両輪である。それは、精神症状に苦しむ人に対する人間的関心を持ち、症例の概念化を通してその人を理解し、それをその人と共有することである。それと同時に人間的な温かさが伝わるように配慮することでもある。そうした臨床的態度があって、はじめて安定した治療関係が形作られ、一人の人として存在している精神症状に苦しむ人を支援する治療が可能になるのである。

こうした診断や見立てをするときに心がけることとしてフランセスがその著書『精神疾患診断のエッセンス――DSM-5の上手な使い方』（金剛出版）で挙げているポイントを、表（一三六ページ）としてまとめたので参考にしていただきたい。

治療関係の基礎を作る診断面接と症例の概念化

症例の概念化は、精神症状に悩む一人の人を手助けするために極めて重要な役割を果たす。そのためには、本当に治療に役に立つ診断面接を行う必要があるが、そうした面接には二つの目的がある。その一つは、悩みを抱えて受診した人を一人の人として手助けするための診断を行うことであり、もう一つは、治療関係を築き安定させることである。

①**ヒポクラテスは精神症状に苦しむ人を知ることは病気を知ることと同様に重要であるといった。**

症状の詳細の把握にそれほど神経を使うのではなく、その症状が起こった文脈を見失ってはならない。

②**時間をとり、努力すべし。**

正しい診断には、時間がかかるものであり、それには各面接において十分な時間と、物事の変化をとらえるために複数回にわたる面接がしばしば必要である。

③**ブロードウェイでひづめの音が聞えたら、「馬」と思え、「シマウマ」でなくて！**

疑わしい場合は、可能性の高いものを考えるべきである。珍しい動物と同様に、珍しい疾患は興味深いが、ほとんどは実生活においてみることはない。もっと一般的な診断を検討することにより、間違った方向に進むことは減らせるであろう。

④**あらゆる情報を入手せよ。**

一つの情報源は決して完全ではない。多数の情報源によるデータの三角測量はより信頼性の高い診断をもたらすことができる。

⑤**これまでの診断名は検討するが、それを盲従してはならない。**

前述したように、不正確な診断は長い半減期を有することが多く、不幸にも耐久力もある。精神症状に苦しむ人の長い経過全体を見渡した注意深い評価をすべきである。

⑥定期的に診断を見直せ。

その診断にもとづいて治療が上手くいっていない場合、これはとくに重要である。臨床医は一度診断をつけるとそれにとらわれ、視野が狭くなり、それに沿わないデータに対しては盲目的になる。

⑦小児や思春期の症例はとくに診断が難しい。

病歴が短く、成熟度もさまざまで、中には薬物やアルコールを使用していたり、家族や環境ストレスに反応性が亢進したりしている。初期の診断は、多くの場合不安定で適切でないことが多い。

⑧高齢者例も診断が困難である。

高齢者の精神症状は、神経内科的疾患やその他の身体疾患が要因として生じていることもあり、また薬剤の副作用、相互作用、高用量に脆弱である。

⑨症状がより軽症ほど、診断は困難となる。

精神疾患と正常の間の密接な連続帯には明瞭な境界線があるわけではない。軽度の問題ほど多くの場合は自然に時間とともに消褪し、診断や治療が不要である。

⑩疑わしい場合は、過小診断する方がより安全でより正確である。

より診断を重症化と、上げていく方が、下げていくよりも簡単である。

⑪正確な診断は、大きな利益をもたらすが、不正確な診断は大きな不幸をもたらす。

⑫ヒポクラテスの不朽の言葉を常に思い出せ「何よりも害を成すなかれ」。

初診面接の中で私は、精神症状に苦しむ人との治療関係をどのように作り上げるかに力を注ぐようにしている。精神医学的な診断と、それに基づく治療方針は大事だが、そうした治療方針を意味のあるものとして実践していくためには、安定した治療関係と治療への期待が不可欠だからである。

そのために私は、精神症状に苦しんで受診した人が面接場面で話し合うことで気持ちが軽くなる体験を通して、外来治療への期待感が高まるように心がける。ほどよい治療への期待は、治療効果を高めるからである。それに、初回面接で心をすべて打ち明けられる人は少なく、診療回数を重ねる中で話を深めていく必要がある。そのためには、初回の面接で新しい気づきを体験し、また受診したいと思ってもらうことが大切になる。そのためには、悩んでいる人がこれまで工夫してきたことなどから、その人が持っている力（レジリエンス）に気づいてもらえるようにすることも大切である。

精神科臨床では、苦しんでいる人も相談を受けている人も、問題を見つけ出すのは上手だが、適切に対処できているところに目を留めるのは苦手なことが多い。そうすると問題点や悩みばかりに目が向いてしまい、悩んでいる人が持っている力を生かせなくなる。

そうならないために、面接者は、押しつけにならないように注意しながら、悩んでいる人が、自分の良い面に気づいていけるように話を進めるようにする。そうすることによって、治療関係が安定し、その人のレジリエンスが高まり、それらが複合的に治療に好ましい影響を及ぼすことになる。治療関係が安定し、後述するこころの健康環境が整うと、治療の効果は何倍にも高まる（初期面接の実際については、日本精神神経学会の第一〇九回学術総会のワークショップで私たちのロールプレイ動画をもとにディスカッションが展開された。その動画と解説は、日本精神神経学会の精神療法委員会のセクションにアップされる予定になっている）。

症例の概念化のポイント

次に、症例の概念化のポイントについて、説明していくことにする。これは、私たちが認知療法・認知行動療法で全体像を理解するために使っているものである（ライト他『認知行動療法トレーニングブック』医学書院、大野裕『認知療法・認知行動療法マニュアルガイド』星和書店）。

(a) 主訴の聴き取りと症状診断

精神症状に苦しむ人と出会ったときには、まずその人が苦しんでいる症状が何であるかを十分に聴き取り、診療録にその人の言葉で書きこむようにする。精神症状に苦しむ人の言葉にはさまざまな思いが詰まっているものであり、それをきちんと受け止めるためにもその人の言葉で症状を書き取るようにする。精神症状に苦しむ人が自分の症状を自分の言葉で伝え、それをそのままに精神科医が受け取ることは、安定した治療関係を築き上げていくためにも極めて重要であり、治療的意味を持っている。

精神疾患の生物学的背景が解明されていない現時点で治療方針を立てるためには、predictive validity が検証されているＤＳＭなどの操作的診断カテゴリーを使った症状診断が必要である。そのときに注意することは、症状が存在しているかどうかだけでなく、その症状が一定の期間持続していて、障害と診断されるに足るだけの重篤性を有していることを確認することである

症状診断にあたっては、ただ一つの診断名だけでなく、主診断に併存する複数の診断名がつけられる場合が少なくない。それは、ＤＳＭ-ⅣでもＩＣＤ-10でも、精神疾患の病因がまだ解

明されていない現段階では、各疾患カテゴリーは症状群であり、病因を想定してひとつの診断名をつけるのは適切でないと考えられているからである。その考えは、disease や illness ではなく disorder という用語を使用していることにも現れている。

(b) 発症と経過の評価

症状がいつどのような状況で発症したかということと同時に、症状がどのように変化してきているかを明らかにする。その際には、発症の契機や誘因に加えて、症状を持続させている活性化要因についても検討するようにする。

発症の誘因には、人間関係の破綻や別離、夫婦間の葛藤、仕事の失敗、失業、重篤な一般身体疾患の発症など、一般に、うつ病／大うつ病性障害が発症するときには、複数の誘因が存在していることが多い。しかし、双極性障害や生物学的負因の強い反復性のうつ病などでは、誘因が認められないことも少なくなく、その場合には誘因がはっきりしないことも評価するようにする。

ストレッサーは複数存在することがあるし、同じストレッサーでも、精神疾患を発症する人とそうでない人とが存在する。したがって、診断をする精神症状に苦しむ人が、どのような理由で、どのような経過をとって発症するまでにいたったかを丁寧に診ていくことは、治療方針を立てるために極めて重要である。

活性化要因というのは、配偶者との口論や仕事のプレッシャー、不安症状を再発させる誘因への暴露といった出来事など、症状を悪化させたり日常生活での支障を引き起こしていると考えられる要因である。

(c) 発達歴・家族歴の評価

発達過程での体験やその特徴、それによって生じた影響について評価する。その際も、ただ漫然と経過を聴くのではなく、発達上の出来事がどのように精神疾患の発症や性格形成に関与しているかを考えながら、それを理解するのに役立つ出来事や、特徴的な人間関係を中心に聴いていくようにする。過去の精神疾患の有無についても確認し、既往がある場合には発症の要因や治療、経過、等について丁寧に聴くようにする。

発達歴について聴くのは、そうした発達過程で発症の要因が形成された可能性を想定しているだけでなく、そうした出来事や人間関係から精神症状に苦しむ人の特徴や解決すべき課題が見えてくる可能性があるからである。もし、症状の形成に関連するような出来事がない場合には、そのことを書いておくようにする。

家族についても、精神疾患の既往はもちろんのこと、個々の家族の性格傾向や家族内の人間関係について尋ねるようにする。家族内の人間関係から、精神症状に苦しむ人の人間関係の特徴が明らかになったり、精神症状に苦しむ人の精神面への影響が明らかになったりすることも多い。

発達歴や家族歴を聴く場合には、それをそのまま現実と思い込まないように注意する必要がある。私たちが過去を思い出す時、自分なりの思い込みの影響を受けていることが少なくない。「記憶は嘘をつく」とよくいわれるが、私たちの記憶は極めてあやふやなのである。米国では、現在の精神症状が過去の虐待体験によるものだとして両親や関係者が訴えられるという時期があった。しかし、よく調べてみると必ずしもそうした事実はなく、結局えん罪だとわかるという事態が続いた。

しかし、ある人が過去や他の人について話す時、それはその人の思いがこめられた過去や人間関係であることを忘れないようにしなくてはならない。

(d) 長所／強みの評価

精神症状に苦しむ人の長所や強みについて評価をし、それを治療に生かしていく必要がある。私たち医療者は、精神症状に苦しむ人の問題やマイナス面にばかり目を向ける傾向があるが、人には問題もあれば良い面もある。したがって、肉体的に健康で運動が好きだ、仕事をする能力が高い、まじめで根気強い、人間関係に秀でている、まわりからの支えがある、経済的に恵まれている、などさまざまな面から強みを評価することが重要である。

繰り返し述べているが、精神疾患の原因はまだわかっていない。だからといって治療の手立てがないわけではなく、効果が期待できる治療法はたくさんある。しかし、それは完璧ではない。そうした現状では、いま私たちが持っている可能性のある手立てを総動員するしかない。それも、専門家だけではなく、精神症状に苦しんでいる人や家族の力を借りながら、総力戦で診断・治療を行う必要がある。そのときに、精神症状に苦しむ人が持っているレジリエンスなどの回復力はとても有力な治療の武器になるのである。

精神症状に苦しむ人のプラスの面にも目を向ける治療者の姿勢はまた、精神症状に苦しむ人のロールモデルにもなる。精神症状に苦しむ人もまた、自分の問題やマイナス面ばかりに目を向ける傾向があるからである。そうした視野狭窄から抜け出して、自分の良い面と改善すべき面に冷静に目を向けることができるようになることは、寛解に向けての大きな第一歩になる。

(e) 治療目標の設定

主訴を参考にしながら、どういうところを改善すればいいかについて目標を立てる。たとえばそれは、抑うつ気分を改善すること、職場や家庭での活動レベルを回復すること、自分の気持ちを上司に伝えるなどコミュニケーションスキルを育てること、自己評価を高めること、などである。

治療目標を設定する際には、治療者が一方的に決めるのではなく、精神症状に苦しむ人の訴えや意見に耳を傾けながら、一緒に決めていくようにする。

治療目標は、全般的目標と具体的目標にわけて考えるようにした方が、治療計画を立てやすい。全般的目標というのは大まかな達成目標であり、具体的目標というのは、実現可能で目に見える変化があり測定が可能である具体的で小さな目標である。

その際に、①その目標は重要であるかどうか（将来につながるものであるか）、②自分でコントロールできる変化であるかどうか（昇進や配置転換、相手が暴力をなくすなど、自分で決められない目標にしない）、③具体的で現実的か（〝不安を二度と感じない〟などという達成困難な目標ではない）という三つのポイントを押さえながら目標を立てていくようにする。

（f）作業仮説の検討

作業仮説とは、精神症状に苦しむ人がどのような背景を持っていて、どのようなきっかけで発症し、それがどのような理由で持続しているかを考え、人となりを理解し、その理解に基づいて治療の方向性を明らかにしたものである。症例検討会で議論に入る前に簡単に患者さんの背景と治療方針を紹介することがあるが、まさにそれが作業仮説である。

例えばそれは、「新しい環境になってまだ二カ月、未経験の仕事でうまくいかなくても当然なのに、責任感が強く、周囲の期待に応えたいという気持ちが強いために、経験の少ない仕事であるにもかかわらず、自分一人で解決しないといけないと考えている。そのため周囲と相談の機会を持てず孤立感が強まり、処理できない仕事がたまって自信をなくし、抑うつ的になってますます孤立している、というパターンが見えている」といった内容になる。

作業仮説は精神症状に苦しんでいる人にも伝えて共有するが、伝え方の実際については、一般社団法人認知行動療法研修開発センターのホームページ（http://cbtt.jp/）にアップした認知行動療法の動画コーナーの「セッションの基本パターン（ロールプレイ）」の「三回目セッション――RIDS、生活、ホームワークを振り返る、概念化を伝える」を参考にしていただきたい。

（g）治療計画の策定

ここでは、①問題リスト（精神的／身体的症状、および対人関係、仕事、医学的、財政、住居、法的、余暇、などの問題）、②精神症状に苦しむ人の発達歴、③精神症状に苦しむ人と一緒に作成した治療目標、④治療者の作業仮説、④治療関係、といった情報をもとに、治療の計画を具体的に作成する。それには、精神療法、薬物療法、環境調整、などが含まれる。そのとき、同時に、治療の阻害要因についても検討するようにする。

第Ⅳ部　今後の精神医療への展望

こころの健康を実現する環境

精神疾患の診断学と治療学が有用であると同時にまだ発展途上でもあることは、すでに述べてきたとおりである。ＤＳＭ-５のパラダイム・シフトは野心的に過ぎて、結局は挫折に終わったが、これはこれまで医学化の方向に突き進んできた精神医療が行き詰まった結果であると私は考えている。そのために、現在の精神医療に対してさまざまな批判が投げかけられることになった。その中にはまったく的外れなものもあるが、私たち専門家がきちんと向き合わなくてはならない内容も多く含まれている。

精神医療は、一般医学と同様に、自然科学であるだけでなく、社会科学でもある。だからこそ、現代の医学のモデルから一歩先に進んで、人を診ることを重視しなくてはならない。精神医療のその特質を、精神医療に携わる私たちはもっと大きな声で主張すべきなのである。過去を振り返ってみれば、一般の医療も、もともとは人を診ることから出発したはずである。精神医療の医学化の流れが行きづまりつつあるいまこそ、人を診るという医療本来の視点を医療全体に発信していく好機だと、私は考えている。

より良い精神保健・医療・福祉を目指して、専門家や精神症状に苦しむ人、その家族を交えて議論し、提案したのが「こころの健康政策構想実現会議」の活動である。これは、精神症状に苦しむ人や家族はもちろん、すべての人が地域の中で助け合える街作りを通して、精神疾患を持つ人も持たない人も等しく自分らしく生きていけるような環境を構築しようとする活動である。

こうした活動が出てきた背景には、高止まりを続ける〝自殺〟、育児の困難を象徴する〝虐待〟、家庭で出口が見えない〝ひきこもり〟や〝ドメスティック・バイオレンス〟、学校で対応を迫られるいじめや不登校、若者の〝薬物汚染〟、職場や家庭で増加を続ける〝うつ〟、悲惨な事故を引き起こす〝飲酒運転〟、街中で見かける〝路上生活者〟、高齢者の生活を脅かす〝孤独〟

など、わが国のこころの健康問題の存在がある。

そうした状況を変えたいという有志が集まって二〇一〇年四月に「こころの健康政策構想会議」（その後、「こころの健康政策構想実現会議」と改称）が発足した。この会議の特徴は、精神症状に苦しむ人たちやその家族と有識者が力を合わせて科学的根拠の裏付けを持った政策提言をするところにあった。

そして、内外の科学的知見をもとに、以下のような施策の必要性を二〇一〇年七月に厚生労働大臣に提言した。その内容は、①多職種チームによるアウトリーチを基本にした全人的サービスの提供、②地域こころの健康推進チーム（仮称）の創設、③国民のニーズに合った医療サービスの提供、④家族を始めとする介護者に対する地域社会の支援、⑤精神保健医療改革を実現するための制度の整備（こころの健康問題の啓発、「都道府県こころの健康推進会議」の設置と「地域精神保健計画」の策定、当事者・家族・一般市民を中心としたサービス評価組織や権利擁護組織の設置、改革の期限と数値目標の明確化）である。

構想会議が活動を始めた時期は、新たな地域精神保健医療福祉体制の構築に向けた厚生労働省による検討が始まった時期に重なり、二〇一〇年五月、厚生労働省は省内に、新たな地域精神保健医療福祉体制の構築に向けた検討チームを立ち上げた。同時期に、内閣府障害者制度改革推進会議から中間とりまとめが出され、「社会的入院の解消」「保護者制度の見直し」「精神科医療現場の人員体制充実」が明記され、厚生労働省の検討チームに具体化が引き継がれることになった。こうした議論は、二〇一一年に設置された「精神科救急医療体制に関する検討会」や「認知症施策検討プロジェクトチーム」、二〇一二年に設置された「精神科医療の機能分化と質の向上等に関する検討会」等の厚生労働省内検討会・プロジェクトチームに引き継がれていった。

これらの検討チームが目指した主な政策は、①アウトリーチ医療、②精神科救急医療の整備、③認知症地域ケア体制の構築、④保護者制度廃止とアドボカシー制度の設置、⑤三カ月未満の入院医療の一般医療との同基準化であり、そこでの議論は精神医療の発展に大きく貢献した。また最近では、地域に産業を創り出すことによって積極的に退院促進をはかる精神科病院や、入院中の人が自由に街の中で生活できるように街への移転を計画している精神科病院も出てくるなど、医療提供側にも変化が生じている。こうした動きは、精神障害への差別を乗り越えていく大きな力になるはずである。

ちなみに、日本の精神障害差別が問題にされるときに、米国では精神医療に対する偏見が少なくカウンセリングを受けに行く人が多いといわれることもあるが、必ずしもそうではない。米国でも精神疾患に対する偏見は根強く、私が米国に留学していたときにも、病棟に入院している人が退院後に生活できるようにアパートを借り上げようとする動きが地域住民の反対で頓挫したことがあった。

一九七二年に大統領選に立候補したジョージ・マクガバンが、副大統領候補だったトーマス・イーグルトンを、うつ病で三回の入院歴があり、入院中に電気けいれん療法を受けていたという理由で交代させたこともよく知られている。カウンセリングにしても、ウッディ・アレンのようなセレブがニューヨークのセントラルパークの西に位置するパークウエストで開業している高価な精神分析医を訪れることはステータスとなるが、今は四五分の一セッションの費用が日本円で四～五万円ともいわれ、一般市民にとっては高嶺の花なのである。

このような状況を考えると、わが国に限らず世界的に、精神障害に対する偏見を取り除く活動と施策が依然として重要であることがわかる。

その後、二〇一一年三月一一日に東日本大震災が起きたが、そのとき構想実現会議の提言が生きることになった。私は、後述するように、宮城県女川町で、構想会議の提言を基に「こころとからだとくらしの相談センター」を核とした地域精神保健活動を支援したが、こうした被災地での地域精神保健活動の再構築から、地域住民の力に支えられた地域精神保健活動の重要さが浮き彫りになった。

こうした流れの中、二〇一一年一二月には国会内に超党派の議員連盟が発足し、こころの健康に関する国政レベルでの議論が本格化し、当事者・御家族・サービス提供者等こころの健康にかかわるさまざまな団体からのヒアリングが行われた。そして、二〇一二年六月、七二万筆あまりの署名を添えて、国会に基本法制定についての請願が提出された。また、二〇一二年末には、基本法制定を求める国に対する意見書を採択した地方議会が三五七議会（人口規模にして全国民の七七％にあたる九八四三万人）に達し、国政レベルでも、地方議会レベルでも「こころの健康推進」について政策として取り組むことを求める動きが活発になった。

その結果、同年九月六日に開かれた衆参両院の厚生労働委員会で、こころの健康を守り推進する基本法の請願の趣旨を取り入れた「地域精神保健医療福祉の充実・拡充を求める請願書」が全党一致で採択となり、続く九月七日の本会議でも「地域精神保健医療福祉の充実・拡充を求める請願」が採択された。

こうした流れの中で、「こころの健康」を実現する環境作り活動の力点は、医療から精神保健の充実に移っていった。精神保健は本来、住民を対象としたもので、予防や生活の支援をもカバーする大変重要な機能を担っている。本来であれば精神医療は、幅広い精神保健の土台の上に、地域医療や生活支援があり、それに支えられて良質の専門医療が提供される構造であるべきであるが、これまでのわが国の精神保健・医療・福祉政策では、医療と福祉に重点が置かれ、精神保健がほとんど顧みられてこなかった。

しかし、こころの健康を守り育てる環境を作るためには、精神医療改革と併せて、精神保健と地域での家族・介護者支援を充実させなくてはならない。精神症状に苦しんでいる人やその家族はもちろん、悩みを抱えたすべての人が地域の中で支援される仕組みを通して、精神疾患を持つ人も持たない人も等しく自分らしく生きていける環境を構築することが必要なのである。

その手立てとしては、①こころの健康環境基本計画、②地域こころの健康環境センターの設置、③家族・養護者支援の体制の整備、④情報の収集提供／国民の啓発、⑤人材の育成、⑥行政体制及び評価制度の整備、⑦調査及び研究の推進、⑧住民主体のこころの健康協議会の設置、などの施策が含まれる。現代のストレス社会では、こうした精神保健領域の施策がますます重要になってきている。

自殺対策のための戦略研究

地域における精神保健についての私の考えは、地域の自殺対策に協力したことが大きく影響している。私は、日本の年間自殺者数が急増して三万人を超えた翌年の一九九九年から、青森県名川町（現、南部町）の自殺対策活動、続いて鹿児島県の活動に参加し、その経験をもとに「複合的自殺対策プログラムの自殺企図予防効果に関する地域介入研究ＮＯＣＯＭＩＴ-Ｊ」に参加した。ＮＯＣＯＭＩＴ-Ｊは、厚生労働科学研究費補助金による大型研究事業「自殺対策のための戦略研究」（主任研究者、高橋清久）の一つとして二〇〇五年度から五年をかけて実施された研究で、それまで各地で行われてきた自殺対策に係わる介入の効果を大規模かつ科学的に検証し、その成果は二〇一三年にＰＬＯＳ ＯＮＥ誌に掲載された（Y. Ono., et al. PLoS ONE 2013; 8(10)：大野裕、ストレス科学、二〇一四）。

ＮＯＣＯＭＩＴ-Ｊでは、自殺死亡率が長年にわたって高率な地方郡部の地域（青森地域、秋田地域、岩手地域、南九州地域の一一地区：介入地区と対象地区の総人口約六三万人）で、一次、二次、三次予防対策が詳細に提示された介入プログラム手順書に基づいた多段階かつ複合的な地域介入プログラムを実施し、通常の自殺予防対策を行った通常介入地区と比較して、自殺企図の発生（自殺死亡者及び自損行為（重症ないし中等症）による救急搬送者の頻度）に効果があるかどうかを検討した。通常介入地区では、通常の自殺予防対策が実施された。

同時に、自殺が増加しつつあった都市部近郊の人口密集地域（仙台地区、市川地区、北九州地区：介入地区と対象地区の総人口約一三二万人）においても同様に効果の検証を行った。このように、通常の予防介入を行っている近隣の地域との自殺企図率の違いを検証したことにもこの研究の特徴があった（図1参照）。

この研究で、自殺既遂だけでなく中等症以上の自殺企図の発現率も見た理由は、自殺既遂だけでは出現頻度が低くバラツキが大きくなり、統計的な検証に耐えられなくなるためである。そのために解析では、介入前後の比較ではなく、事象の rate ratio（率比）を地区、性別、年齢、期間で調整した後に、研究班とは独立した専門の統計家が intention-to-treat 分析（「介入の意図」による分析）を用いて、効果とプログラム実施率を中心に解析するという方法をとった。

【研究参加地域の要件】

次の条件を全て満たす地域を対象とした。

1）地域の自治体及び関係機関の協力が得られ，自殺対策プログラムの実施が可能な地域。
2）自殺対策プログラムを実施する介入地区と通常の自殺予防対策を行なう対象地域を設定することが可能な地域。
3）本研究計画書が定める方法によって両地区での自殺企図の発生を把握可能な地域。
4）両地区での試験開始以前の自殺企図発生率が比較的同等な地域。

＊介入地区及び対象地区の設定にあたっては，地域特性の類似性等を配慮した。

【参加地域】（人口 212 万人）

1）複合介入グループ
青森地域，秋田地域，岩手地域，南九州地域（4 地域：8 地区：67 万人）
2）大都市対策グループ
仙台地域，千葉地域，北九州地域（3 地域：6 地区：145 万人）

参加地域（全国 7 地域：17 地区）

ベースライン調査
（人口動静統計，救急事故等報告，地区特性データ等）

試験開始以前の自殺企図（自殺死亡及び自殺未遂）発生率が同等な地域を介入地区群と対象地区群に割付

介入群	介入地区 （7 地区，人口規模 106 万人）
試験介入	新たな複合的自殺介入プログラム
介入内容	一次，二次，三次予防対策を詳細に提示した介入プログラム手順書に基づく複合的自殺対策プログラムを実施
実施主体	各市町村 研究者グループ

対照群	通常介入地区 （10 地区，人口規模 106 万人）
通常介入	通常の自殺予防対策
介入内容	通常の自殺予防対策
実施主体	各市町村

（臨床試験登録）Clinical Trials gov: NC T00737165, UMIN-ID: 000000460

図 1　NOCIMIT-J の研究概要

介入の基本的な目標は、①住民が心の健康を維持し生き甲斐を持つことで自殺率を下げる、②住民が自分自身の変調に気づき、支援機関に相談ができる仕組みを作る、③危機的な状態にある人が専門家に相談でき、周囲に適切な支援を求められるようにする、④住民が相互に連携し、ストレスフルな状況で相談したり支援を求めたりできるようにする、というものである。より詳細な介入方法と具体的事例については、「J-MISP Japanese Multimodal Intervention Trials for Suicide Prevention ~自殺対策のための戦略研究~」(http://www.jfnm.or.jp/itaku/J-MISP/index.html) の「地域介入研究班」が作成した「自殺対策のための地域介入プログラム」や解説ＤＶＤ (http://www.mhlw.go.jp/bunya/shougaihoken/jisatsu/) で詳しく紹介されているので参考にしていただきたい。

その結果、複合的自殺予防対策プログラムを実施した場合、自殺死亡率が長年にわたって高かった地区ではプログラム実施率が高く、男性群と六五才以上の高齢者群では、通常介入地区と比べて率比で約二〇％の自殺企図の減少効果が得られたことが明らかになった。その一方で、女性および若年者では、はっきりとした効果が認められなかった。

一方、近年自殺が増加している人口規模の大きな都市部の自殺企図の発生率は、通常介入地区と比較して同等であった。これらの地域でのプログラム実施率は通常介入地区と比べて有意な差がなく、そのことが今回の結果に影響している可能性が示唆された。

その後も、研究参加地区では、地域自治体、民間団体、自殺対策研究者らが築き上げたネットワークが、地域の社会作りに貢献している。

この研究からはまた、性別や世代によって介入効果に違いがあり、とくに都市部で効果に限界があることも明らかになった。この結果は、今後は、従来以上に詳細な自殺の現状の調査分析を行い、人的資源や地域特性などの課題について科学的に検討した上で、新たな視点から取り組んでいくことが重要であることを示している。

複合的介入プログラムを都市部で実施する際の困難さには、都市部における人的資源や地域におけるネットワークの不足など地域の特性が影響している可能性が考えられる。その課題を解明するには、これまでのような警察統計だけでは不十分である。したがって今後は、どのような人が自ら命を絶っているのか、不幸にして命を自ら絶たざるを得なかった人に関して自治体が持っている情報を総合し、その内容を丁寧に検証しながら施策を立てていかなくてはならない。また、自ら命を絶つ人には単身者が多く、聴き取りに応じる家族が限られていることから、自死遺族の聴き取り調査を中心とした心理的剖検の情報もデータの偏りが大きすぎる。

NOCOMIT-Jからは、近年自殺者が増えている女性および若年者に対しては、これまでの自殺対策の効果が期待できないことが明らかになったが、このことは、啓発活動が女性および若年者に対しては自殺を誘発するリスクを伴う可能性を示唆したものと考えられる。「自殺をタブー視しない」として自殺予防の啓発活動が盛んに行われるが、そうした活動が逆に自殺を増加させている可能性も否定できない。

メディアと自殺の関係を調べた研究からは、単なる自殺報道は自殺を誘発する可能性があることが示されている。いわゆる「ウェルテル効果」と呼ばれる現象であるが、啓発活動がこのような効果をもたらす可能性は否定できない。それに対して、モーツアルトのオペラ「魔笛」の登場人物にちなんでつけられた「パパゲーナ効果」と呼ばれる現象がある。これは、単なる自殺報道とは違って、厳しい現実の中で死を考えた人がその危機を乗り越えたという報道には自殺予防効果があるというもので、今後の啓発活動のあり方に重要な示唆を与えるものである（詳細は「日本うつ病学会」のホームページの中の自殺対策委員会の報告を参照していただきたい）。

メディアとの関係では、「お父さん眠れている？」と女子高校生が父親に問いかける広告が話題になったことがある。これは、働き盛りの世代の男性に自殺が増えていることから、娘が働いている父親にうつ病の症状のひとつである不眠の有無を問いかけて啓発効果を狙ったものであるが、その成果については検証されていない。

そもそも、三〇歳代から四〇歳代という働き盛りの世代の自殺が増えているからといって、子どももいて働いている男性の自殺が増えているとはいいきれない。この年代になっても働き口がなく、家族もいない男性が追い込まれて自殺している可能性も考えられる。今後は、より詳細な情報をもとに、啓発だけに偏らない、地域の実情に応じて焦点を絞った介入方法を検討していく必要がある。

とくに、都市部でプログラム実施率が低く、複合的な介入の効果が認められなかったことは、焦点を絞った介入の必要性を示している。ちなみに、大都市での自殺者の実態を見ると、すでに精神科を受診している人が半数以上を占めており、大都市部の自殺対策では、医療機関の受診を勧める活動だけでなく、受診者を地域で支える仕組み作りが不可欠であることを示している。また、一五一ページで紹介した厚生労働科学研究『こころの健康についての疫学調査に関する研究』班（主任研究者、川上憲人）の報告書によれば、精神症状に苦しむ人が最初に受診するのは、一般診療科ではなく、精神科の方が多く、精神科専門医の役割の重要性がうかがえる内容となっている。

宮城県女川町での実践とその後の広がり

精神医療と地域の連携の重要性と問題点が明らかになったのが東日本大震災である。精神医療従事者が多くの被災地で献身的な支援を行い、医療機関に行く術を持たない人たちやそれまで使っていた薬剤が手に入らなくなった人たちの支援を行った。これこそ、地域に精神医療が出て行くアウトリーチであり、精神症状に苦しんでいる人たちの支えになった。

しかし、その一方で、こころのケアと書いたゼッケンをつけた医療従事者から距離を置こうとする地域住民も少なくなかった。その話を聞いて、私は、これまで専門家が精神医療の地域連携というとき、医療の側が地域に出て行くという発想が中心で、地域が医療を支えるという発想に乏しかったのではないかと考えた。

精神医療が地域を支え、地域が精神医療を支えるという双方向の支えあいが育っていないために、精神医療に対する期待が高まった一方で、精神症状や精神疾患に対する偏見があらわになった可能性がある。精神症状は誰もが体験する可能性があるものであり、だからこそ地域と精神医療の連携が重要なのである。これは被災地だけの課題ではなく、日本全国で考えていかなくてはならない課題である。

地域が精神医療を支えるという場合、私は、困ったときにお互いに助け合える地域を作ることでこころの健康を高める地域の活動と、精神症状のために医療機関を受診している人を地域で支える活動の二つがあると考えている。震災後、そうした活動に積極的に取り組んだのが宮城県女川町である。女川町の試みは、精神疾患を医療機関と地域が協同的にケアするとともに、住民全体のこころの健康を守る地域モデルになると私は考えている。

女川町は、宮城県の東、牡鹿半島基部に位置し、南三陸金華山国定公園地域に指定されている美しい漁港の街で、東日本大震災前の人口は一万一四人で、高齢化率三三・九％であった。それが震災によって約一割の住民が死亡ないしは行方不明となり、家屋の約七五％が半壊ないしは全壊し、人口は二割弱減少した。

震災翌日の三月一二日には救護所を立ち上げ、一七日からは医療保健体制のコーディネートを開始して、地域住民の状況把握に努めた。三月二二日からは在宅家庭訪問を開始したが、「広大な地域で、多くの住民が甚大な喪失体験を経験している。大多数の住民が、こころのケアが必要としているのではないか？」「住民同士の関係性が、このまま加速度的に喪失してしまうのではないか？」と考えた担当の保健師は、五月初旬に継続的な対策のあり方を検討した。

その結果、ハイリスクアプローチで丁寧にフォローすることは有用であるが、震災後に「こころのケア」を突然始めても町民には受けつけられないことがわかった。町民にグリーフケアの話をしても「何のことだかわからない」と敬遠されるし、アルコールの害を説いても「つらいんだ、飲んで何が悪い」と反発される。ましてや、精神科の医療機関は特別の人が行く特別の病院だという偏見が強く、職員自身も業務に追われ疲弊しきっており、精神的なケアに目を向ける余裕がないという状況だったのである。

そうした中で、支援に入った鹿児島県の保健所チームからこころの健康を支えるポピュレーションアプローチの重要性を示唆されたこともあって、こころの健康政策構想実現会議の提案などをもとに、二〇一一年一一月に支援の中核となる「女川町こころとからだとくらしの相談センター」を立ち上げ、さらに町を八地域に分けて、それぞれに相談に携わるサブセンターを設置して包括的な支援を行う仕組みを整え、専門職と一般住民が協同で地域の支援を行うことになった（図2参照）。

このような地域保健を基盤にしたこころのケア体制の整備と、その活動を支える医療機関の一体化した取り組みの中でわれわれは、地域の専門職や非専門職が、具体的な取り組みを行えるように、認知療法・認知行動療法（以下、認知行動療法）のスキルの研修を提供した。その概要を図に示したが、女川町の取り組みの特徴を挙げると以下のようになる。

1　地域保健を基盤にしたこころのケア体制の整備

地域保健を軸としたこころのケアのシステムづくりを進め、被害を受けた地域のコミュニティを再生するために、地域の仕組みづくりが最優先された。こうした包括的な相談体制作りが可能になったのは、地域のコミュニティ作りを中心の自殺対策を長年にわたって展開してきた鹿児島県の保健所のグループが支援に入ったこともあって、地域保健の仕組み作りが優先的に行われたことが関係していると思われる。

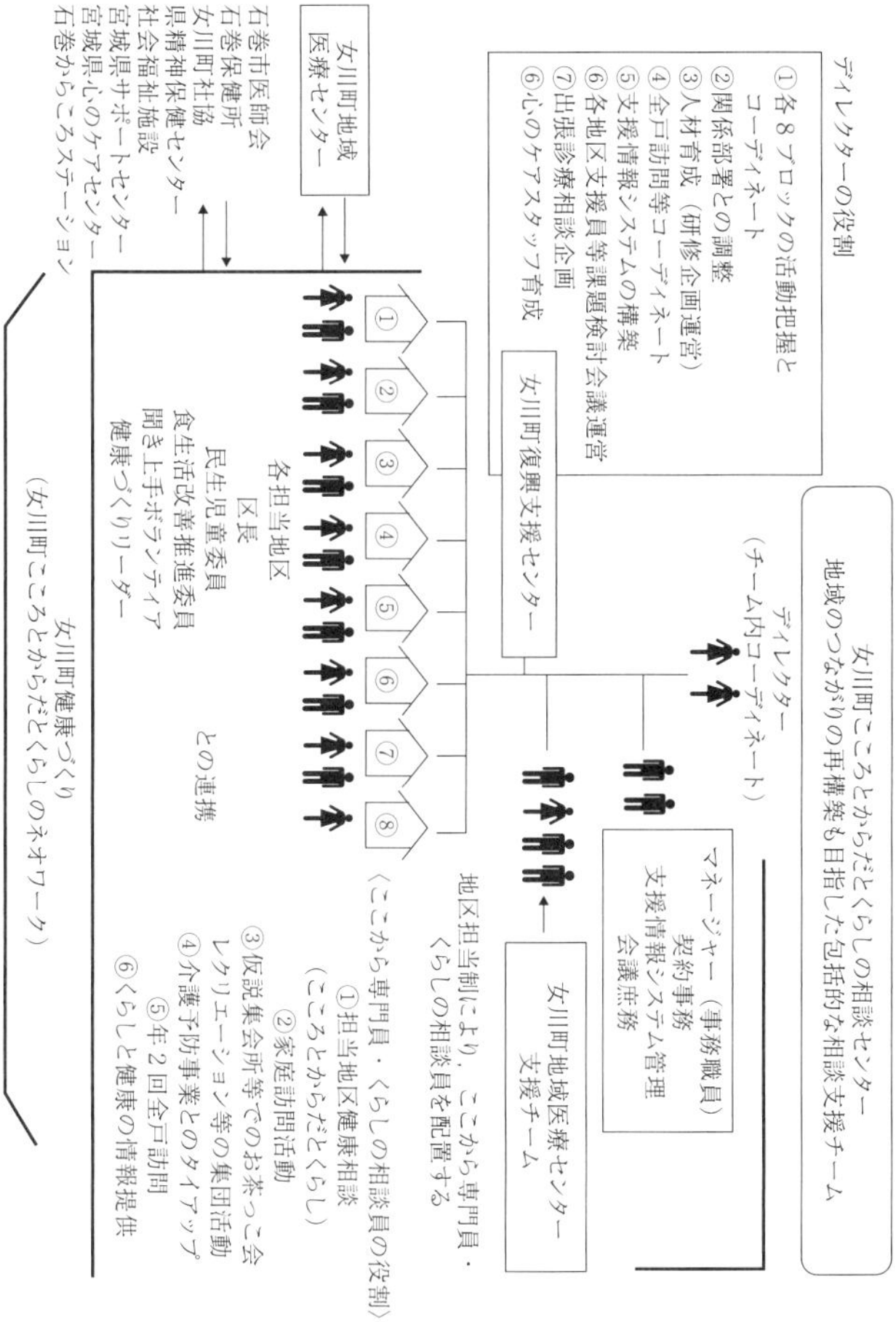

※1　町内を8エリアに分け，それぞれのエリアにここから専門員を置く

※2「ここから専門員」活動については，人件費も含めて委託とする（ここから専門員は保健師，看護師，PSW）

図2

2 「こころとからだとくらしの相談センター」の整備

地域保健を軸としたこころのケアのシステムづくりのために、こころの健康政策構想実現会議の提言を参考にして、「こころとからだとくらしの健康相談センター」を町の拠点とし、身近なところで地域住民の相談・支援が行えるように町全体を八地区に分けてそれぞれに「サブセンター」を設置した。これは「自殺対策のための戦略研究NOCOMIT-J」で岩手県久慈市が始めた「たぐきり」を参考にしたものである。「たぐきり」というのはおしゃべりをするという意味の方言であり、いろいろな人たちが寄りあって話しあい、必要に応じて相談をする場所として作られた。これは地域のつながりを作り、自殺の減少に大きく貢献したが、最近では用事のある母親のために子どもを預かるなど、活動に広がりが出てきている。女川町のサブセンターでも、こころと体に加えて、暮らしまで含めた包括的な相談支援ができるようになっており、①こころのケアを実践する（人と人がつながる、居場所づくり）、②地域住民同士支え合う体制をつくる（地域住民が繋がる）、③保健医療福祉の支援が必要な人を必要なサービスに紹介する、といった活動をしている。

3　縦割りを乗り越えた協同体制の整備：「ここから専門員」と「くらしの相談員」の協同

「こころとからだとくらしの健康相談センター」には、町保健師二名が「ディレクター」として総合的なコーディネーターの役割や人材育成などを担い、サブセンターには「こころとからだの専門員（以下「ここから専門員」）」を一名ずつ配置し、その活動を町内の社会福祉法人、介護保険事業所、社会福祉協議会および女川町地域医療センターに委託した。ここから専門員には、保健師、看護師、保育士および介護支援専門員などの資格を持つ専門職を配置し、地域住民からの相談、集会場等での健康相談やサロン活動などを関係機関等と連携しながら以下のような業務を行うこととした：①担当地区健康相談（こころとからだとくらし）、②家庭訪問活動（年二回各家庭を訪問し健康状況などの確認を行う）、③仮設集会所などでのお茶っこ会・レクリエーション等の集団活動、④介護予防事業とタイアップした活動、⑤くらしと健康の情報提供など。

また、このような活動と並行して、女川町社会福祉協議会が被災者の生活を支援する相談員（くらしの相談員）を配置することを決め、センターの名称を「こころとからだとくらしの健康相談センター」と変更し、サブセンターにはここから専門員とくらしの相談員を配置して、総合的な相談に対応することになった。さらに、ここから専門員やくらしの相談員の活動を支援するため、保健師、栄養士、女川町地域医療センターリハビリ担当者も含め、地区担当制の支援体制をとった。

こうした体制整備には各部署の横断的な連携が必要であるが、一般に、役所の各部署の縦割りの弊害を乗り越えるのは困難である。しかし、女川町職員は縦割りを乗り越えるためにさまざまな工夫をしてきた。そうした縦割りの弊害を着実に乗り越えている職員が、自分の被災体験を抱えながら活動を続けている姿を目にするのは、支援者であるわれわれにとっても大きな励みになった。

とくに社会福祉協議会と連携ができるようになったのは印象的であった。その結果、「こころ」と「からだ」の支援をする専門職「ここから専門員」と暮らしの相談にのる社協の「くらしの相談員」が協同して活動する体制が整い、関連組織が参加した町全体の横断的ネットワーク会議も開かれるようになった。

4　聴き上手ボランティア（傾聴ボランティア）の養成

住民のほとんどが何らかの精神的影響を受けていると思われる中、身近な住民目線での気づきや話しやすさを生かした住民同士が支え合う、住民参加型システムの構築を目的に、認知行動療法をいかした「聴き上手ボランティア」（傾聴ボランティア）の養成を行った。聴き上手ボランティア研修に参加した住民からは「この研修を役立てることができる場所ができたらボランティアをしてみたい」などの前向きな意見が出た。研修終了後に、聴き上手ボランティアとして「ここから専門員」を積極的に手伝う住民も出てきた。

こうした「聴き上手ボランティア」活動は、コミュニティ機能の強化につながるものであり、研修後、NOCOMIT-Jの活動で好評だったうつ病の啓発紙芝居『うつになったタヌキ』の女川バージョンである『海猫太郎』を女川方言で作成し、仮設住宅の集会所で披露したり、「お茶っこのみ」の場で傾聴ボランティア活動をしたりしている。「お茶っこのみ」の場では、地域の住民が集まってハーモニカに合わせて歌を歌ったり、手品を披露したり、大漁旗で羽織を作って踊りを披露したり、手作りのお菓子を食べて談笑したりする。また、住民同士では話しにくいことがあるときには、われわれ外部の人間が相談に乗って、補完するようにしていくようにしている。

5　継続的な研修の実施

地域保健を軸としたこころのケアのシステムづくりのためには研修を通した人材育成が欠かせない。そのために、街の保健師を中心に、件の精神保健福祉センターや石巻保健所、そして私たちが力を合わせて、継続的な研修を続けていった。これは私が専門とする認知行動療法のスキルを地域の活動で使えるように工夫したもので、「こころのスキルアップ・トレーニング」と呼んでいる（一八八ページ参照）。

研修の過程で明らかになっていったことであるが、専門職の多くは住民のこころの問題には気づきながらも、どう声をかけていいのか迷いながら対応していた。また、専門職自身も被災し、先が見えない不安や喪失感、悲しみなどを抱えており、一方で支援者としての使命感、複雑な思いを抱えながら夢中で走り続けてきたことに気づき、自分自身の気持ちと向き合えたことで、こころのケアスタッフとしてのあり方が見えてきたという者もいた。その中で行ったグループワークが、震災後の状況を改めて振り返る機会になったという声もあった。こうした感想は、「聴き上手ボランティア」の間でも同様に聴かれた。

こうした研修会で参加者同士のネットワークが自然と広がり、「今後も定期的につながりの場を確保してほしい」との意見が出され、その後も継続的に研修が行われている。

6　町立病院（現在は女川町地域医療センター）の全面的なバックアップ

有床診療所である女川町地域医療センターが町の活動を全面的に支援しているのも特徴的で、医療的な支援が必要な人たちの支援を行っている。院長をはじめとする病院スタッフが地域中心の発想ができることが助けになっている。

7　情報の共有システム

地域を八つに分けることは前述したが、仮設や地域など各地域や病院で得られた住民の健康情報の共有は、被災地のどの地域でも大きな問題になっている。女川町ではクラウドによる情報共有のシステムの構築を行い、ある地域で入力した健康情報を他で参考にすることができるようになった。

8　工程表の作成

復旧、復興は長い道のりであり、それを着実に進めるには短期の目標を設定していくことが役に立つことから、女川町の保健師は、短期目標を組み込んだ工程表を作成し、着実に作業を進めている。

女川町の取り組みは被災地だからできるといわれることがある。確かに被災地にとって重要な活動であることは間違いないし、同様の取り組みを開始した被災地もある。しかし、地域における精神保健の重要性は被災地に限ったことではなく、東京都世田谷では困った人を助けあうことを目標に「世田谷区民会議」を立ち上げて同様の活動を始めているし、新宿区では若者を支え合う仕組み作りのために自殺総合対策会議の中に若者支援対策専門部会を立ち上げた。これらは私がかかわっている活動であるが、この他にも同様の動きが広がりをみせている。

精神療法の有効性と認知行動療法の研修システム

地域の保健活動でも医療や介護でも、その基礎となるのは人間的かかわりである。それは広い意味での精神療法であるが、わが国ではそれが比較的軽視されてきた。その意味で、熟練した医師が行ううつ病の認知行動療法が二〇一〇年度から医療保険の対象となったことの意味は大きい。その背景には、精神医療の医学化がいきづまり、心理社会的治療を併用することの重要性が再認識されるようになったことが影響している。

米国では以前から、精神科医の研修の中でさまざまな精神療法を習得するプログラムを提供している。私が留学していたコーネル大学医学部の精神科では、約四〇〇人の常勤および非常勤の教育スタッフのもと、研修医が、朝早くから夜まで個人スーパービジョンを受けながら研修を続けていた。とくに朝や夜は、働いている人も参加できるので、そうした人に時間をかけた精神療法を行ったり、家族全員を対象にする家族療法を行ったりすることができる貴重な機会だ。私も、留学中に、認知行動療法だけでなく、行動療法や精神分析的精神療法、薬物療法のスーパービジョンを受けながら治療研修を受けることができた。

一方、わが国では先輩の背中を見ながら診断や治療の仕方を身につけるという研修が主体で、研修期間中にスーパービジョンを通して専門的な精神療法のスキルを身につける機会がきわめて限られているし、スーパービジョンという言葉さえ知らない精神科医や医療職がいたりする。日本精神神経学会の研修手帳にスーパービジョンの必要性が掲載された時に、それは一体どのようなものかという問い合わせがあったという話を耳にした。

スーパービジョンというのは、指導医に面接を逐語的に報告して、面接技法について細かく指導を受ける研修法だ。だからといって、他の職種がきちんとした精神療法の指導を受けているかというと、そうでもないところがわが国の精神医療の問題である。心理士は米国に比べると医療場面の面接の経験が圧倒的に少ない人が多いし、看護師や精神保健福祉士などの医療職も、個人精神療法の研修を受けている人は極めて少ない。精神療法の研修を欧米並みにしていくことは、わが国の精神医療の発展を考えていく上での重要な課題である。

その課題を解決するための施策の一つとして、厚生労働省は、平成二一年度から認知行動療法の研修事業を始めた。それは、認知行動療法が科学的根拠に裏づけられた治療の一つだからであり、まずは医師を対象とし、次第に他の職種に対象を広げていくことになっている。

医学的治療としての精神療法を考えるとき、医療倫理からも、その効果に関する科学的根拠の裏づけは不可欠である。だからこそ認知療法の創始者ベック（Beck, A.T.）は科学的根拠を重要視したのである。

彼は、うつ病のように効果が実証されている疾患に関しては治療として認知行動療法を提供して良いが、まだ効果が実証されていない疾患に対して認知行動療法を提供する場合には、まだ効果が実証されていない実験段階であることをきちんと伝え、その上で認知行動療法を提供すべきであると繰り返し話していた。

このような科学的根拠を大切にしてきたからこそ認知行動療法が信頼され、発展してきたと考えるからである。決して場当たり的でない、秘伝の術でもない、再現性と信頼性がある治療的アプローチであったからこそ、認知行動療法は発展してきたのである。

科学的根拠という時には、私たちが実証した科学的根拠でなくてはならない。認知行動療法は科学的根拠が実証された治療法であると自明の理のように主張されることがあるが、これまで報告されたのはほとんどが海外での科学的根拠である。それをあたかも自分たちの成果であるかのようにいうことは間違っている。

海外で実証された治療法が、社会文化的背景の違う日本で同じように効果があるのかは、改めて検証されなくてはならない。脳に一律に働くかのように思われる向精神薬の治療でも、海外とわが国とのデータが異なることは珍しくない。社会文化的背景の影響をより強く受けると考えられる精神療法では、薬物療法以上に慎重にわが国での有用性を検証しなくてはならない。

精神療法に要求される科学的根拠には少なくとも三つのレベルがあると、私は考えている。それは、実施している認知行動療法の治療効果が実証されているということ（治療効果に関する科学的根拠）、その治療法をきちんと身につけて効果的に提供できるということ（治療者の力量に関する科学的根拠）、そして、その治療法を身につける研修が効果的に行われているということ（研修の効果に関する科学的根拠）、である。そこで、この三つの科学的根拠の視点から、わが国における認知行動療法の現状と課題について論じることにしたい。

1　治療効果及び副作用に関する科学的根拠

認知行動療法が症状の改善を目的とした治療である以上、認知行動療法を行うと症状が改善するという科学的根拠が重要であることはいうまでもない。そのためには、治療マニュアルを整備し、その効果を実証しなくてはならない。わが国では、往々にして、海外で実証された精神療法を翻訳し紹介して、いかにも日本でも効果があるように喧伝されることがあるが、社会文化的背景や心理傾向の違いがある日本で効果があるとは限らない。幸いなことにわれわれは、平成一六年度から始まった厚生労働省こころの健康科学「精神療法の実施と有効性に関する研究」（平成一六～一九年度）、「精神療法の有効性の確立と普及に関する研究」（平成二〇～二二年度）、「精神療法の有効性の確立と普及に関する研究」（平成二三年度～二五年度）と続く研究の積み重ねを通して、ベックの著作『うつ病の認知療法』（岩崎学術出版社）をもとに作成した認知行動療法のマニュアルの効果を実証する研究を行うことができた。

これは、私にとっては想像を超えたすばらしい体験だった。じつは、私は、米国留学から帰ってきた時には精神療法の効果研究は日本では無理だと考えていた。ところが、慶応認知行動療法研究会を中心とした仲間が力を合わせることによって、日本で初めてのうつ病の認知行動療法の効果研究を行うことができた。私は人に恵まれていると、しみじみ思う。

この研究は、薬物療法中心の通常治療に十分な反応が得られていないうつ病をもつ人に治療者用マニュアルに準拠した認知行動療法を行うというものであり、それによって認知行動療法の効果を実証できたのである。そこで用いられたマニュアルは、『うつ病の認知療法・認知行動療法治療者用マニュアル』（星和書店）や厚生労働省ホームページ（http://www.mhlw.go.jp/bunya/shougaihoken/kokoro/index.html）で読むことができる。また、一般社団法人認知行動療法研修開発センターのホームページには、そのマニュアルに基づくロールプレイの教育用動画がアップされている。

こうした成果を受けて、平成二二年度から、気分障害患者に対して効果の実証されたマニュアルに基づいて熟練した医師が行う認知行動療法が診療報酬の対象になった。これは、精神療法が十分に行われてこなかったわが国の精神医学領域では画期的な出来事であった。この保険点数化の実現には、エビデンスに基づく治療を受けたいという人たちの要望と、それに応えたいという医療関係者や厚労省の意向が影響したと考えている。

その後、われわれの研究班では現在、うつ病に加えて、不安障害、トラウマ関連疾患、睡眠障害、統合失調症等に対する効果研究を継続して行っている。精神療法に限らず、精神医療で診断や治療でエビデンスが重視される傾向に対して疑問を口にする人がいる。精神医療は人を対象にする学問であり、エビデンスに縛られるのは好ましくないという考えからだろう。私も基本的には同感であるが、精神医療が生きている人を対象にする学問であるからこそ科学的な裏付けがあるアプローチを用いる必要があるし、それが臨床家の責務でもあると考えている。一時的な流行や好みで診断や治療が決められるのは決して好ましいことではないし危険ですらある。危険を避けるためには、効果だけでなく副作用についても検討する必要がある。いくら効果があっても、副作用が強いようでは良い治療法とはいえない。われわれは、医師を含む医療職が認知行動療法を実施した場合の副作用の有無を検証し、それを最小限にとどめる方法論の研究を続けているところである。

2　治療者の力量に関する科学的根拠

その治療法をきちんと身につけて効果的に提供できているという科学的根拠も重要である。効果のある認知行動療法を提供できるようになるためには、書籍等の知識だけではまったく不十分で、実践を通して指導を受ける必要がある。つまり、講習会や本で勉強するだけでなく、効果の実証されたアニュアルに準拠したスーパービジョンをきちんと受けて初めて責任のある治療者になれるのである。

講習会や本で勉強するというのは、運転免許に例をとれば、講習を受けただけで単独での路上運転を許可するようなもので、危険きわまりない。運転免許の取得には、講習を受けた後は教習所内での、そして実地での実技練習が必要である。

同様に、認知行動療法でも指導者から実地での個別指導（スーパービジョン）を受けること

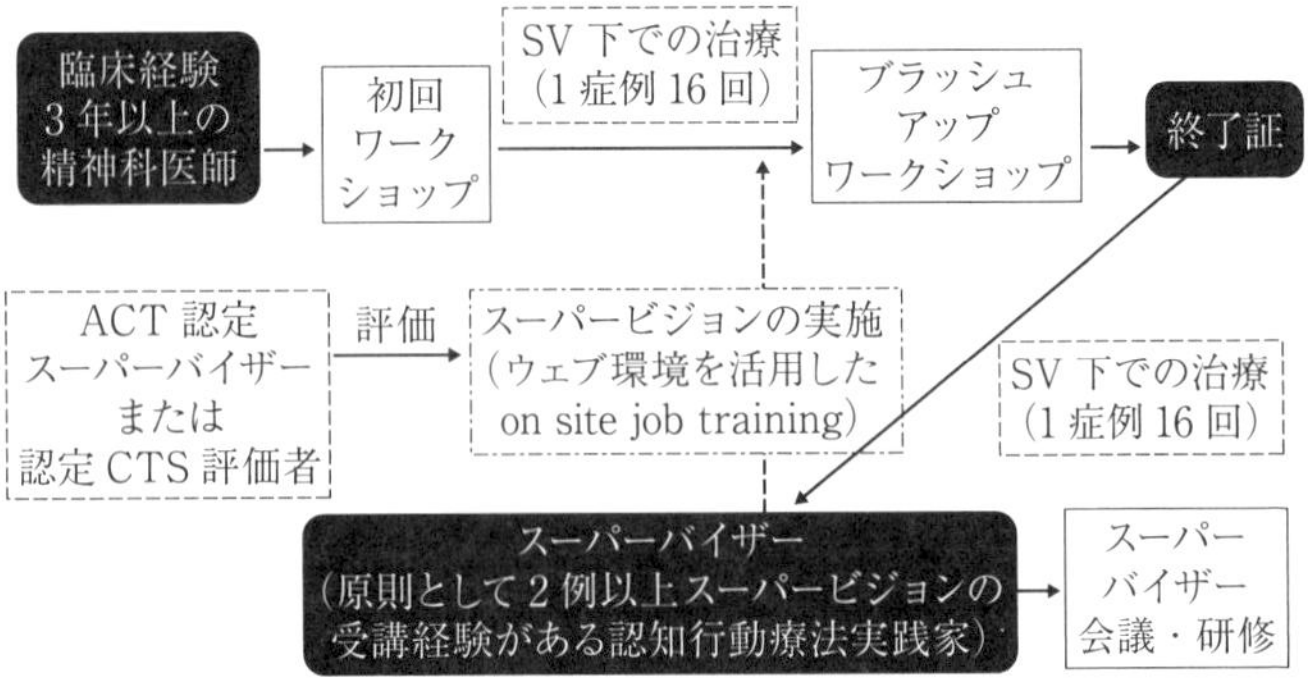

図3　厚生労働省認知行動療法研修事業におけるスーパービジョン研修の流れ

が不可欠である。こうしたスーパービジョンはわが国ではこれまでなじみが薄かったが、厚労省の認知行動療法研修事業が始まったことで、徐々に実施可能になってきた（図3参照）。

われわれは、厚生労働省の認知療法・認知行動療法研修事業で、面接の録音・録画に基づく個人スーパービジョンを行っている。厚生労働省の研修を受ける臨床家は、それまでに十分な臨床経験を有している必要がある。また、支持的精神療法の基本スキルを身につけていて、書籍等を通して認知行動療法についての基本的な知識を習得している必要がある。

その前提の上で、ロールプレイ中心のワークショップに参加してさらに認知療法の実践的知識を高めていく。その際に用いているのが、厚生労働科学研究「精神療法の実施方法と有効性に関する研究」で効果を検証したうつ病の治療マニュアルである。マニュアルに縛られすぎるのは好ましくないが、マニュアルに沿って治療をした方が効果的であるということも知られている。

マニュアルを型として習得し、臨床感覚を大切にしながらその型を自在に来ることによって、大きな治療効果が期待できるようになる。これは精神療法に限ったことではなく、本書の冒頭で紹介した中村勘三郎さんは、「型があるから型破りができる。型がなければ形無しだ」という名言を残している。天才役者と言われたあの勘三郎さんでさえ歌舞伎の型を身につけるために血のにじむような稽古をしたといわれている。私たちが治療者になるためには、それ以上の努力が必要になるのはいうまでもない。

ワークショップを受けた臨床家がスーパービジョンを受けることになるが、その際には前述した効果が実証されたマニュアルに準拠して認知療法を行うことになる。精神症状に苦しむ人の同意をとった上でその面接を録音し、録音データとそれを起こした文字情報をスーパーバイザーに送る。スーパーバイザーはそれを聞いた上で、スーパービジョンを行う。さらに、面接経過はベックうつ病尺度などの症状の評価尺度や、認知行動療法の質を評価する認知療法尺度cognitive therapy rating scale（ＣＴＲＳ）などの客観的評価尺度を用いて指導的立場の専門家から評価される。こうしたプロセスを経て、初めて認知療法を実践できる治療者となるのである。

この研修事業は、以下の点に特徴がある。

①全国の教育機関、医療機関及び組織による全国レベルのコンソーシアムを形成して研修を提供する。そのために、われわれは一般社団法人認知行動療法研修開発センター（ＣＢＴ）を設立し、将来的に各機関が地域の研修・治療センターとして機能し、全国レベルで均一の研修及び認知行動療法を提供できる体制を整えつつある。

②中核的な事業の受講対象は診療報酬算定の対象となる医師（二年以上の精神医療従事歴）を中心とする。それに加えて、医師以外の職種が個人認知行動療法を行うための研修の予備的活動を、医師以外の医療職を対象に開始した。

③複数地域でワークショップを開催し、ＷＥＢや動画、電話によるスーパービジョン等の遠隔指導法を活用することによって、全国の受講者が職場を離れることなく指導を受けられる体制を築く。

④録音記録に基づくスーパービジョンを中心に位置づける。スーパーバイザーは、原則として、本研修事業に参加して二例以上のスーパービジョンを受けた経験のある医師とする。スーパービジョンの経過は、国際組織 Academy of Cognitive Therapy の認定スーパーバイザーもしくはCTRS認定評価者がスーパーバイザーとは独立して評価し、スーパービジョンの内容に関してフィードバックを行い、スーパービジョンの質を担保する。また、Academy of Cognitive Therapy と連携し、専門家を招聘してスーパービジョンの研修を行う。

⑤この他に、教育資材として、厚生労働省マニュアルに準拠して作成した動画をWEBやDVDで提供する。また、治療者の育成はもちろんのこと、今後の事業の均てん化を目的として、スーパーバイザーの養成や教育手法を積極的に公開する。

⑥多職種向けのワークショップを行い、研修機会を全国各地で提供する。

3　研修の効果に関する科学的根拠

第三の科学的根拠は、その治療法を身につける研修が効果的に行われていることに関してである。治療者が精神症状に苦しむ人に対して科学的根拠に基づいた治療をきちんと提供できるスキルを習得している必要があるのと同様に、研修を提供する指導者は、自分自身がきちんとした方法論と経験を身につけていなくてはならない。

そうでなければ、せっかく認知療法を勉強をしようという熱意に燃えている初心者に対する裏切りであるとさえいえる。自分がスーパービジョンを受けた経験があるのは当然のことである。その上で、認知療法の実践的な経験を積み、その経験をもとに研修会やスーパービジョンを提供する。さらに、経験のあるスーパーバイザーにスーパービジョンの過程を提示してスーパービジョンを受けることが望ましい。

認知行動療法の研修に当たっては、スーパーバイザーの質の担保が何よりも重要である。そのために、厚労省の研修事業では、スーパーバイザーが集まって、スーパービジョンの技能の向上を図るようにしている。また、Academy of Cognitive Therapy の前会長であるスダック(Sudak, D.)を招聘するなどして、スーパーバイザーのための研修会を開催し、研修を国際レベルに近づける努力を続けている。その結果、スーパーバイザーは全国で着実に増え続けている。

人とＩＴとの協働

精神疾患に苦しむ人の視点に立って活動している共同体的な組織コンボが開催している『こんぼ亭』と呼ばれる講演会がある。二〇一四年一月、その第二〇回に呼んでもらったときに「あの先生たちが……精神科医療の未来を本気で語る」というテーマで何を話しても良いということだったので、認知行動療法の立場から人とＩＴの連携について夢を語った。

二〇一〇年度から診療報酬に収載された認知行動療法であるが、現状では専門家が少なく、精神症状に苦しむ人が認知行動療法を希望してもなかなか受けることができない。こうした状況は海外でも同じであり、定型的な認知行動療法に加えて、効果を担保した上で簡易型の認知行動療法を提供することによって保健・医療・福祉の環境を整える動きがある。中でも、コンピュータやインターネットを活用した認知行動療法ｉＣＢＴは、標準的なプログラムが実施可能なこと、費用が抑えられること、アクセスが容易になること、さらには治療時間を短縮できる可能性があることなどがあり、欧米では医療保険の対象になっているものもある。

私も認知行動療法活用サイト『うつ・不安ネット――心のスキルアップ・トレーニング』

（http://cbtjp.net/）を監修している。現在は一般の啓発、練習用だが、将来的にはＩＴが治療で一定の役割を果たすようになるというのが、私がこんぼ亭で語った夢だ。

認知行動療法は練習帳を使って定型的な練習をするアプローチだと批判されることがある。まったくの誤解だが、現実にはそうしたドリルのような作業を認知行動療法として行っている自称〝専門家〟がいるのも事実だ。私は、そのような作業はコンピュータでやれば良いと考えている。将棋ソフトが将棋のプロに勝つ時代である。人工知能を使えば下手な〝専門家〟よりもずっと優れた支援ができる可能性がある。

人が関わらなくてもできる定型的な作業はコンピュータに任せて、人間的関わりは必要な部分を人が関わるということができれば、精神医療はずいぶん効率化するはずである。その手始めとして認知行動療法活用サイトを提案し携帯サイト「うつ・不安に効く．ｃｏｍ」を二〇〇八年一一月に、二〇一〇年一月にウェブサイト「うつ・不安ネット――こころのスキルアップ・トレーニング」を、さらに二〇一三年にはウェブ版の機能の一部を活用できるスマートフォン版をリリースした。これは、独立性を担保するために広告を取らず有料会員の会費をもとに運営されている。

このサイトは、日常生活の中で体験する悩み、うつや不安などのストレス反応に対処するスキルを身につけることを目的としたもので、認知行動療法に関する種々の情報を文章や動画で提供するとともに、利用者が情報を書き込んで考えや問題を整理しながら認知行動療法について体験的に学習できるような構成になっている。また、ラッシュ（Rush, J.）らが開発したうつ病評価尺度Quick Inventory of Depressive Symptomatology（Self-Report）（ＱＩＤＳ-ＳＲ）日本語版を自動評価できるようにしたセクションを置き、利用者が自分のうつ状態について自己チェックできるようになっている（図４参照）。

さらに会員には、毎週末にメルマガ『こころトーク』が配信される。会員が利用できるコンテンツは『毎日できるこころの整理術』『こころを軽くする七つのスキル』『こころの健康講座』の三つのセクションに分かれている。『毎日できるこころの整理術』は基本的なスキルを紹介するセクションで、日常生活の中で使いやすいツール「かんたんコラム」「こころが晴れるコラム」「こころ日記」「こころの体温計」などが含まれている。『こころの健康講座』は、うつ病を中心とした精神疾患や認知行動療法を講演風景などの動画や解説文書、私の著作のＰＤＦなどで自己学習できる内容になっている。

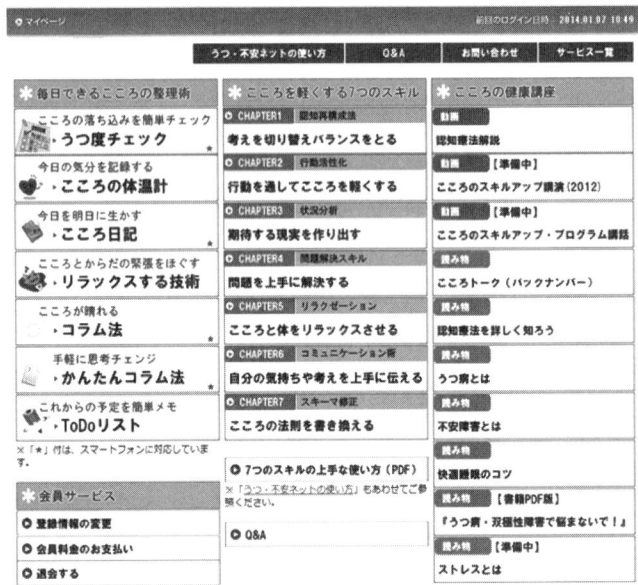

図4　会員用トップページ

『こころを軽くする七つのスキル』のコーナーは、認知行動療法の主要な技法を体験的に学習できるようになっている。それは、「思考バランスをとってこころを軽くする技術〜考え方を切り替えてバランスをとる七つのステップ」（認知再構成法）、「行動を通してこころを軽くする技術〜行動で気持ちを刺激する七つのステップ」（行動活性化法）、

「期待する現実つくり出してこころを軽くする技術〜期待と現実のギャップを埋める七つのステップ」（認知行動分析システム精神療法ＣＢＡＳＰの状況分析）、「問題を解決してこころを軽くする技術〜問題解決能力を高める七つのステップ」（問題解決技法）、「リラックスする技術〜こころとからだの緊張をほぐす」（リラクセーション）、「自分を伝えてこころを軽くする技術〜アサーション能力を高める七つのステップ」（主張訓練法）、「こころの法則を書き換えてこころを軽くする技術〜考え方のクセを根本から変える七つのステップ」（スキーマ修正）である。

「認知再構成法」のセクションでは、利用者が自動思考に対する根拠と反証を書き込めば、それをコンピュータが解析して適応的思考が返信されてくるようになっている。そして、そのコンピュータ版の適応的思考を利用者がさらに自分にあった形に書き換えていくことで、バランスのとれたしなやかな思考法を身につけることができるようになっている。

「行動活性化」のセクションでは、利用者が書き込んだ活動のうち、とくに達成感や楽しみを感じた活動を自動的にリストアップして返信する機能や、問題解決技法のセクションで、効果的で実行可能性のある解決策をリストアップして返信する機能など、自動的に情報が返信されるようになっており、このように利用者が双方向的に利用できることも本サイトの特徴となっている。

iCBTの活用の実際

1 セルフヘルプのツールとして

携帯サイトとウェブサイトのセルフヘルプ資材としての有用性に関しては、わが国でもすでにいくつかの研究が行われている。携帯サイトの二〇〇九年の利用者は八割が女性で、とくに二〇～三〇代が多く、夕方から深夜に多く利用されていた。一方ウェブサイトは、二〇一四年春のデータでは、男性が若干多く、四〇代が三〇％強と最も多く、三〇代と五〇代がそれぞれ二五％前後であった。

2 職域での活用

a 復職支援

インターネットを用いた認知行動療法は、復職支援認知再構成法のスキル習得に効果が認められ、短期間の低強度な介入であっても認知行動療法に関する基本的な知識やスキルの習得が可能であることが示されている。iCBTは、インターネットが使用できる環境であれば、いつでもどこからでもアクセスできる汎用性を有し、遠隔地にいる管理者が本人の利用状況等を確認しやすいなどの利点を踏まえると、自宅で静養するうつ病休職者が利用しやすく、かつ、事業場の復職支援者にとっても活用しやすいツールである。さらには、復職後の再発予防に用いることもできる。

b 社員教育

近年、出勤している労働者の健康問題による労務遂行能力の低下(presenteeism)の改善や疾病予防が重要視されるようになってきていることから、ウェブサイトを用いた社員教育の効果が複数の企業で検証されてきている。認知行動療法の原則を利用したセルフヘルププログラムが職域のストレスマネジメントに有効かどうかを検討した無作為割付試験では、介入群に集団教育を実施、その後一カ月間「うつ・不安ネット:心のスキルアップ・トレーニング」のコラムを用いた認知再構成法を自己学習させるというものである。その結果、複数の企業で、抑うつ不安尺度の改善のみならず、ストレス対処力やパフォーマンスの自己評価が向上したことを示す所見が得られた。つまり、iCBTは、ネガティブ感情に働きかけるだけでなく、ポジティブ感情を高め、個人のレジリエンスを強化する可能性があるのである。また、平成二七年末に職場のストレスチェックが導入されることになったが、その際のセルフケアの手段の一つとして使うことも可能である。

3　治療の一環として

ウェブサイトを治療に利用できる可能性の検証はわが国でも開始されており、標準的な認知行動療法よりもセッション数と面接時間を短縮した一二週間の認知行動療法の有効性の検証が行われている。治療者は、毎回の認知行動療法セッション内に被験者と話題した検討課題の理解をより深めるためホームワークとして紙媒体の資料の他にウェブサイトを利用する。その結果を次のセッションで精神症状に苦しむ人とともに振り返り、残った疑問点やその他の新たな課題を検討する形式でプログラムを進めていく。研究は現在継続中であるが、とくに大きな有害事象は報告されていない。

インターネットを活用した認知行動療法はまだわが国では端緒についたばかりであるが、限られた人的資源の中で効率的な精神的支援を行うためには、人とＩＴの共同が重要であり、人が提供しなくてはならい要素とＩＴで代用できる要素を上手に組み合わせることによって、幅広くより効果的で効率的な支援が可能になる。現在私は、教育、被災地、介護予防、産後うつ、引きこもりなど、孤立しやすく支援の手が届きにくい分野での情報発信や自己学習、相談や診療の補助目的で活用する可能性について検討している。

4　教育での活用

教育場面では、生徒や学生のストレス対処能力を高めるために認知行動療法を使った学習が行われて成果を上げている。私たちも認知再構成法や問題解決法、アサーション、怒りのコントロールなどを基本とした授業プログラムを提供している。今後はＩＴの活用が検討課題になっている。なお、こうしたプログラムは、教師のストレス対処にも役立つものである。教育場面での認知行動療法活用の可能性については、認知行動療法教育研究会のホームページや書籍『しなやかなこころの育て方――「こころのスキルアップ教育」の理論と実践』（大修館書店、近刊）を参考にしていただきたい。

このように、いろいろと夢は広がるが、私の本当の夢は、こうしたアイディアが現実の臨床や活動に生かされて日常生活の悩みや精神症状による苦しみのために見失いそうになっている本来の自分を取り戻し、症状の有無にかかわらず誰もが自分らしく生きることができるこころの健康環境ができあがることである。

また、私が理事長を務める一般社団法人認知行動研修開発センターは、面接のロールプレイ動画や研修風景を観て、認知行動療法の基礎を学べるようにホームページを整備している。さらに私は、コンピュータやロボットとの対話を通して認知行動療法が行えるプログラム開発ができないか、専門家と検討を続けている。

おわりに

私は耳学問の人間である。落ち着きのない私は、じっくり腰を据えて論文や本を読むのが苦手である。動き回りながら、人から知識や知恵を教えてもらうのが得意である。その意味で私は、精神科医としてずいぶん恵まれた環境にいたと思う。

私が始めて精神科医としての研修を受けた慶応大学の精神・神経科は、いわゆる医局で何人もの先輩精神科医が深夜まで議論をしていた。新米の私は帰るわけにも行かず部屋の隅に座って話を聞いていた。門前の小僧習わぬ経を読む、の状態である。

精神療法の恩師である小此木啓吾先生には深夜一時、二時に自宅で直接指導をしていただくこともあった。それが先生の指導スタイルだったようで、私が帰る頃には別の若手医師が、その後先生の指導を受けるために別室に控えていた。先生はいつ寝るのだろうと思ったものだ。

その頃、小さいアパートに住んでいた私は、銭湯に行く機会を逃して、何日も風呂に入れなかった。知識と一緒に体の垢がたまっていくと考えると、おかしかった。

小此木先生に道を作っていただいた米国留学中は、DSM-Ⅳ作成実行チームの委員長になったフランセス先生や認知療法・認知行動療法の創始者のベック先生から直接指導を受けることができた。第一人者になる人たちの特性かもしれないが、二人とも好奇心が強かった。そのおかげで、遠い極東の国からやってきた英語の苦手な若い精神科医に興味を持ってくれたのだろう。著書で学ぶことができない多くの知識や知恵を直接教わることができた。

留学から帰国してからも、多くの先輩や仲間に耳学問で教わった。とくに藤澤大介氏、中川敦夫氏、佐渡充洋氏、菊地俊暁氏をはじめとする慶応認知行動療法研究会の仲間は勉強好きで、お互いに遠慮せずに議論できる関係になったり、慶應義塾大学教授三村将氏のサポートもあって、今も定期的な勉強会を行っている。また、独立行政法人国立精神・神経医療研究センターでは、総長の樋口輝彦氏の支援を受けながら、堀越勝氏や田島美幸氏、伊藤正哉氏など認知行動療法センターのスタッフと一緒に活動し多くのことを教わっている。

もちろん、精神症状に苦しむ人たちやその家族から教わったことは多い。自分たちが苦しい体験をしていることもあって、いわゆる専門家とは違った視点から優れた洞察をしている人たちばかりだからである。地域や学校、企業で精神保健活動をしている人たちからもたくさんのことを教わった。

また、本書で紹介した活動は、多くの人に支えられて可能になっている。そうした人たちのごく一部であるが、代表的な人たちの名前を以下に挙げて私の感謝の気持ちを伝えたい。

「複合的自殺対策プログラムの自殺企図予防効果に関する地域介入研究ＮＯＣＯＭＩＴ-Ｊ」は、研究代表者の高橋清久氏、研究サブリーダーの酒井明夫氏、事務局長の大塚耕太郎氏、各地域の研究代表者である粟田主一氏、岩佐博人氏、石田康氏、宇田英典氏、亀井雄一氏、中村純氏、本橋豊氏、実質的な研究のマネジメントを担当した田島美幸氏と田中江里子氏、専門統計家の米本直裕氏、事務局として裏方に徹しながら研究推進を実質的にサポートした山田光彦氏と稲垣正俊氏、そして関係地域の自治体や住民など多くの方々の力があって実施することができた。

また、私が最初に自殺対策に取り組む機会を与えていただいた青森県南部町の工藤祐直町長をはじめとして保健師の佐藤恭子氏、根市恵子氏など地域の皆さん、そして共同研究者の坂本真士氏、田中江里子氏、大山博氏からは、地域住民と協働して取り組むこころの健康作りについて教わった。南部町は長年自殺対策に取り組み、今では大きく自殺者が減っている。「こころの健康政策構想実現会議」では岡崎祐士共同代表をはじめとする多くの方々にお世話になっている。

被災地支援は、宮城県女川町保健師の佐藤由理氏、遠藤悦子氏や梁取礼子氏をはじめとする女川町聴き上手ボランティアの方々など多くの町民に教えていただきながらお手伝いができている。

厚労省の認知行動療法研修事業は、古川壽亮氏、守尾由美子氏、中川ゆう子氏、菊地彩氏、そしてコンソーシアムに参加していただいている全国の各機関の方々など、多くの方々のご協力があって進めることができている。

「うつ・不安ネット」の開発・維持に関してはウーマンウェーブの岡村季子氏と栗原純子氏、ジェイシティの平尾拓也氏と吉岡成奉氏、そして対話型の面接プログラムの開発に関しては山口美峰子氏を中心とするＮＥＣソリューションイノベータの研究開発グループの皆さまにお世話になっている。

ＩＴを用いた認知行動療法の職域での活用に関しては、北里大学の田中克俊氏、衛藤理砂氏、コニカミノルタの森まき子氏が中心になって研究を進めていただいている。

「認知行動療法教育研究会」は椙山女子学園の中野有美氏やスクールカウンセラーの高橋チカ子氏、教員の吉ヶ江照美氏、安藤宣尚氏らを中心とする仲間が全国で活動を続けている。

こうした多くの人たち、そして家族に助けられてここまでくることができた私は、ＤＳＭ-5の出版を機に、これまで教わったことを覚書として書き残しておきたいと考えた。それが可能になったのは、金剛出版の中村奈々氏から本書の作成を熱心に勧めていただいたためである。おかげで、物覚えが悪い私にしてはずいぶん多くのことを思い出すことができた。

本書が、いくらかでも読者の皆さまのお役に立つことを願っている。

大野 裕［おおの ゆたか］

(独) 国立精神・神経医療研究センター認知行動療法センター長
(一社) 認知行動療法研修開発センター理事長

1950年，愛媛県生まれ。1978年，慶應義塾大学医学部卒業と同時に，同大学の精神神経学教室に入室。その後，コーネル大学医学部，ペンシルバニア大学医学部への留学を経て，慶應義塾大学教授（保健管理センター）を務めた後，2011年6月より現職。

アメリカ精神医学会のdistinguished fellowであり，DSM-Ⅳ作成実行委員会の国際委員会およびパーソナリティ障害委員会の委員を務めた。

Academy of Cognitive Therapyの設立フェローで公認スーパーバイザー。日本認知療法学会理事長。日本学術会議連携会員，日本ストレス学会理事長，日本ポジティブサイコロジー医学会理事長，日本うつ病学会や日本不安障害学会の理事などを務める。

著書――『こころが晴れるノート』(創元社)，『はじめての認知療法』(講談社現代新書)，『うつを治す』(PHP新書) など多数。
認知療法・認知行動療法活用サイト『うつ・不安ネット』(http://cbtjp.net/) 監修。

訳書等――『精神疾患の診断・統計マニュアル第4版，DSM-Ⅳ』(医学書院)，
『精神疾患の診断・統計マニュアル第5版，DSM-5』(医学書院)，
『正常を救え―精神医学を混乱させるDSM-5への警告』(講談社)，
『精神疾患診断のエッセンス―DSM-5の上手な使い方』(金剛出版)
など多数。

精神医療《せいしんいりょう》・診断《しんだん》の手引《てび》き

―― DSM- Ⅲはなぜ作られ, DSM-5 はなぜ批判されたか ――

2014 年 9 月 10 日印刷
2014 年 9 月 20 日発行

著　者　大野　裕

発行人　立石正信
発行所　株式会社 金剛出版
〒 112-0005　東京都文京区水道 1-5-16
電話 03-3815-6661　振替 00120-6-34848

装　丁　石倉康次
本文組版　志賀圭一
印刷製本　音羽印刷

ISBN978-4-7724-1386-2　C3047